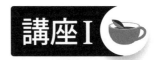

食品の安全と安心

考える材料と見る視点

松田友義 編

幸書房

食品の安全と安心 講座Ⅰ ―考える材料と見る視点―
■執筆者一覧＜執筆順＞

第1章	坂本　一憲	千葉大学 大学院園芸学研究科 教授
第2章	宍戸　雅宏	千葉大学 大学院園芸学研究科 教授
第3章	本山　直樹	千葉大学名誉教授
第4章	田部井　豊	農業生物資源研究所遺伝子組換え研究推進室 室長
第5章	江頭祐嘉合	千葉大学 大学院園芸学研究科 教授
第6章	小林　泰彦	（独）日本原子力研究開発機構 量子ビーム応用研究センター 医療・バイオ応用量子ビーム技術研究ユニット ユニット長
第7章	畝山智香子	国立医薬品食品衛生研究所 安全情報部 第三室長
第8章	吉田　真美	聖徳大学人間栄養学部 人間栄養学科 教授
第9章	森田　満樹	消費生活コンサルタント
第10章	角　弓子	株式会社髙澤品質管理研究所　コンプライアンス管理室 室長
第11章	松永　和紀	科学ライター
第12章	石井　克枝	千葉大学教育学部 教授

■特別寄稿　近藤　直実　平成医療短期大学 学長／岐阜大学名誉教授（小児科）／日本小児アレルギー学会前理事長

発刊にあたって

　本書は千葉大学園芸学部で行われている一般市民向けの公開講座「食の安全と安心Ⅰ，Ⅱ」のテキストとすることを意図したものである．この公開講座は学生向けの講義「食品安全ビジネス論Ⅰ，Ⅱ」を兼ねており，実質的に公開講義として行われている．講座を始めたのは2005年4月からで，開始してから今年でちょうど10年目にあたる．当初は「食品安全ビジネス論」というタイトルで，半期15回で行われていたが，15回ではカバー仕切れない分野があることからⅠとⅡに分け，それぞれ15回春期と秋期に行うことにした．当初は業界人向けに専門性の高い講義を目指していたが，一般市民の受講生が増えてきたために一般市民向けの内容に変えるとともに，学内の教員が分担していた講義をそれぞれの分野の第一線で活躍する方にお願いすることになり，今に至っている．

　食に関する問題は，人命や人の健康に直接影響する正に安全性そのものに関する問題から，直接的には健康に影響を与えない産地の不正表示のような問題まで広範囲に渡る．普通これらの問題は安全に関わる問題と安心に関わる問題とに区別される．安全に関わる問題はその大方が科学的に判断できるので割ととらえやすい．しかし安心に関わる問題は，安心そのものが人の心の中の問題，精神的な問題なのでそう簡単にはとらえられない．安心を持ち出すと肝心の安全性の問題を正確に伝えられないとして嫌う専門家も存在する．

　しかし安心は消費者にとっては極めて重要な問題であり，流通している食品は基本的にすべて安全であるはずというのが普通のとらえ方である．だからこそ何か問題が起きたときには過剰なまでの対策を取らざるを得なくなったりするのである．対応が過剰になればなるほど社会的な損失も増える．そのような無駄をなくし，健康問題等から自分を守るためにも消費者には安全性をきちんと科学的に判断できる力を備えることが望まれている．

　本書のⅠでは，そうしたことを念頭に「考える材料と見る視点」と副題を付

けている．ぜひ専門家が何をどう考えているかを読み取っていただき，食の安全と安心をともに考えていってほしいと思っている．

　最後に，「食品の安全と安心」とは質的に異なりますが，「食物アレルギー」についてその定義，発症機序，診断，治療の現状などを，日本小児アレルギー学会前理事長の近藤直実先生（平成医療短期大学 学長／岐阜大学名誉教授（小児科））に特別寄稿として執筆していただきました．この場を借りて厚くお礼申し上げます．
　2014 年 12 月

編者　松田友義

目　　　次

第1章　土壌中の重金属と農産物　　1

1. 重金属に対する生物の反応 …………………………………… 1
2. 土壌中の重金属 ………………………………………………… 2
3. 環境中における重金属の循環 ………………………………… 3
4. カドミウムの問題 ……………………………………………… 5
5. 食の安全・安心と環境の安全・安心との一体化へ ………… 7

第2章　植物の病気と食品の安全　　9

1. 植物の病気がもたらす危険な食品 …………………………… 9
2. 植物の病気がもたらす美味しい食品 ………………………… 13
3. 植物の病気と病原体 …………………………………………… 14

第3章　農薬の有効性（栽培）と安全性（残留）　　21

1. 80億の人口を賄う農地と技術革新 …………………………… 21
2. 作物保護と病害虫・雑草への適正な農薬使用 ……………… 22
3. 農薬取締法による農薬の安全性の確保 ……………………… 25
4. 食品残留農薬検査結果99.80％農薬検出せず（平成24年） … 26
5. 偽装有機農業の危険性 ………………………………………… 28
6. 食品テロと食品残留農薬は全く別問題 ……………………… 29

第4章　遺伝子組換え農作物　30

1. 遺伝子組換え（GM）農作物の安全性評価 …………………………… 30
2. 遺伝子組換え食品について ………………………………………………… 34
3. 遺伝子組換え飼料の安全性 ………………………………………………… 36
4. 遺伝子組換え農作物の受容への取組みと問題点 ……………………… 37

第5章　食品添加物の利用と安全性　40

1. 食品添加物とは ……………………………………………………………… 40
2. おもな食品添加物のはたらき …………………………………………… 41
3. 食品添加物のメリットとデメリット …………………………………… 43
4. 食品の安全性評価―リスクベネフィット― …………………………… 45
5. 食品添加物の成分規格と基準（使用基準，表示基準） ……………… 45
6. 食品添加物の安全性試験 ………………………………………………… 47
7. 食品添加物の指定と削除 ………………………………………………… 48
8. 食品添加物の摂取状況 …………………………………………………… 49
9. 食品添加物の発がん性・毒性とその対策 ……………………………… 49
10. 食品添加物の行政による監視・指導 …………………………………… 50
11. 輸入食品と食品添加物 …………………………………………………… 50

第6章　放射性物質による食品汚染を考える　52

1. 問題の所在 …………………………………………………………………… 52
2. 放射線とは …………………………………………………………………… 52
3. 放射線の人体影響と放射線防護 ………………………………………… 58
4. 食品の放射性汚染と食の安全 …………………………………………… 64
5. 「放射線」をめぐる真の「不幸」 ………………………………………… 68

第7章　科学者から見た食品のリスクと安全性　70

1. 食品のリスクとは ………………………………………………… 70
2. 意図的使用の結果食品に含まれるもの ………………………… 71
3. 非意図的に食品に含まれる（生じる）もの（汚染物質） …… 72
4. リスク管理の優先順位づけ ……………………………………… 75
5. いわゆる健康食品 ………………………………………………… 79

第8章　調　理―食品をおいしく安全に食べる技　81

1. 食品の三つの機能 ………………………………………………… 81
2. 調理の目的 ………………………………………………………… 82
3. 食中毒予防の三原則と調理現場へのHACCPの導入 ………… 82
4. 大量調理における安全と安心 …………………………………… 90

第9章　食品表示制度の作られ方―食品表示法を中心に―　92

1. 食品表示の諸制度が消費者庁に移管されるまで ……………… 92
2. 消費者庁「食品表示一元化検討会」の決定事項 ……………… 95
3. 新しい法律「食品表示法」の法案 ……………………………… 98
4. 食品表示法の国会審議 ………………………………………… 100
5. 食品表示法ができてから ……………………………………… 102

第10章　食品表示法について　105

1. 食品表示とは …………………………………………………… 105
2. 生鮮食品の表示 ………………………………………………… 108
3. その他の生鮮食品と加工食品の区分について ……………… 112
4. 加工食品の表示 ………………………………………………… 113
5. アレルギー物質の表示 ………………………………………… 115
6. 遺伝子組換え食品の表示 ……………………………………… 117

7. 原料原産地名の表示 …………………………………………… 118
　8. 食品添加物の表示方法 …………………………………………… 120
　9. 栄養成分表示 …………………………………………………… 123
　10. 食品を提供する側の責任 ………………………………………… 126

第11章　メディアは消費者へ何を伝えているのか　127

　1. リスクコミュニケーションの問題点 …………………………… 127
　2. マスメディアの影響力 …………………………………………… 129
　3. 情報をめぐる市民活動を増やしていく ………………………… 134

第12章　リスクコミュニケーションの有効性　137

　1. リスクコミュニケーションとは ………………………………… 137
　2. リスクコミュニケーションの種類と特徴 ……………………… 138
　3. 食品安全モニターの調査に見るリスクコミュニケーションの効果 … 143
　4. ゼロリスク神話とリスクコミュニケーション ………………… 145

特別寄稿：食物アレルギー　147

　1. 食物アレルギーと食品の安全―個別か共通か― ……………… 147
　2. アレルギーの概念 ………………………………………………… 147
　3. アレルギー疾患のいろいろ ……………………………………… 149
　4. 食物アレルギーとは ……………………………………………… 150
　5. 食物アレルギーの定義 …………………………………………… 151
　6. 食物アレルギーの頻度と食物アレルゲン ……………………… 151
　7. 食物アレルギーの発症機序 ……………………………………… 152
　8. 食物アレルギーの臨床症状と診断 ……………………………… 154
　9. アナフィラキシー ………………………………………………… 156
　10. 食物アレルギーの診断法の実際と手順 ………………………… 157
　11. 食物アレルギーの自然経過 ……………………………………… 158

12. 成人発症の食物アレルギーの特徴 …………………………………… 158
13. 食物アレルギーの治療と社会的対応 ………………………………… 163
14. 食物アレルギーの予知と予防 ………………………………………… 165
15. これからの治療戦略としての経口免疫寛容を誘導する免疫療法の
    開発（治癒を目指して，食べれるようになるために）………… 165
16. 食物アレルギーを取り巻く現状 ……………………………………… 166

第 1 章　土壌中の重金属と農産物

はじめに

　本章では土壌ならびに環境中の重金属の挙動とわれわれの食，特に農産物への影響について解説し，特にカドミウムについては最近の浄化対策についても述べる．

　アルミニウムなどの軽金属に対し水銀（Hg），クロム（Cr），カドミウム（Cd），鉛（Pb），亜鉛（Zn），銅（Cu），ヒ素（As）など比重が4～5以上の金属を重金属という．我が国は古来より鉱山採掘が盛んで，その排水に重金属が含まれていたため，われわれの健康がしばしば蝕まれる事態が生じてきた．重金属には亜鉛や銅などの生物にとって必須な微量元素も含まれているが，微量であっても摂取したものは生体内に蓄積され，その量が過剰となれば人体に有害となる．また高度経済成長期には公害病が発生し，水俣病は有機水銀，イタイイタイ病はカドミウムが原因であった．その他微量で毒性が強い元素として，鉛，銅，ヒ素等がある．現在は排水規制が強化され鉱山や工場からの排出はほとんどないが，過去に排出された重金属が水による運搬や動植物の体を経由して環境中を循環しているのが現状である．

1. 重金属に対する生物の反応

　亜鉛や銅などの生体に絶対必要な元素（必須元素）に対して，生物の細胞は一定の最適濃度範囲を持っている．その濃度の下限を下回ると生物は欠乏症を示し，さらに濃度が減少すると成長が停止してしまう．逆に最適濃度の上限を越えると生物は過剰症を呈するようになり，さらに高濃度の場合は死に至る．

　細胞に対する重金属の毒性の発現は，代謝機能の阻害としてあらわれる．具体的には酵素活性の阻害，細胞膜機能の阻害，活性酸素種の増大などが挙げられる．すなわち重金属は酵素の触媒部位に結合してその機能を低下させたり，酵素の補助因子として必要な金属イオンの結合を妨げて酵素活性を阻害する．

また重金属は細胞膜に結合することで膜の物質運搬能力を低下させ，細胞内外での物質移動を妨げる．そして重金属は細胞内で活性酸素種の発生を誘発する．活性酸素種とは，酸素分子が，より反応性の高い化合物に変化したもので，一重項酸素，スーパーオキシドアニオンラジカル，過酸化水素，ヒドロキシルラジカルの4種類がある．これらはDNAを損傷し細胞膜を破壊する強力な毒性物質である．似たものにフリーラジカルがあるが，これは1つまたはそれ以上の不対電子を持つ原子または分子のことを指す．したがって活性酸素種のうち，スーパーオキシドアニオンラジカルとヒドロキシルラジカルはフリーラジカルであるが，過酸化水素と一重項酸素はフリーラジカルではない．また重金属はこの活性酸素の除去プロセスも阻害する．

重金属に対する生物の障害回避には，主に以下の3つの機構がある．
① 過剰な重金属を吸収しない．
② 取り込んだ重金属をできるだけ早く体外へ排出する．
③ 吸収した重金属を無害な化学形態にして液胞などの不活性な場所に閉じ込める．

表1 土壌中の重金属濃度 (mg/kg)

元素名		濃度
As	ヒ素	6.82
Bi	ビスマス	0.34
Cd	カドミウム	0.295
Co	コバルト	15
Cr	クロム	56
Cu	銅	19.0
Fe	鉄	53000
Hg	水銀	0.06
I	ヨウ素	5
Mn	マンガン	930
Mo	モリブデン	1.2
Ni	ニッケル	24
Pb	鉛	17.2
Se	セレン	0.47
Sr	ストロンチウム	98
V	バナジウム	170
Zn	亜鉛	59.9

2. 土壌中の重金属

自然界の地殻（土壌）には多かれ少なかれ，種々の重金属が含まれている．重金属汚染などで問題視される元素は本来地中深く鉱石などとして存在していたり，土壌，水などの中に微量に存在していたものである．それを地上に掘り出し，濃縮して利用する過程で地表を汚染することが問題になる．

表1に土壌中の重金属含量を示す[1]．この表からわかるように多くの重金属が測定できるレベルで存在している．重金属は土壌中で粘土鉱物や有機物に吸着，結合した複雑な化合物を形成しており，微生物による分解を受けず溶

脱も少ない．一方カドミウムのように栄養元素ではないのに，作物にかなり吸収されるものもある．このように汚染された土地で生産された農作物には，人や家畜の健康に影響を及ぼす濃度の重金属を含有する場合があるため，次項で述べる法律等で規制されている．

3. 環境中における重金属の循環

図1に環境中における重金属の循環を示した．雨は大気中に浮遊する物質を洗い流しながら地上に降り注ぐ．降った雨は大地から様々な物質を溶かしながら，または土壌そのものを運搬し河川に流れ込む．運ばれた物質は河川や湖沼の底質に沈降・堆積したり，灌漑水として農耕地で利用されて土壌中に蓄積していくことになる．重金属を含む排水等が河川に流入すると農耕地に持ち込まれる量も多くなり，土壌汚染は著しく進行する．

現在我が国における土壌の重金属汚染防止のための規制基準にはさまざまなものがある．その主な基準をまとめたものが**表2**である．「農用地の土壌の汚染防止等に関する法律」と「土壌汚染の未然防止に係る管理基準」は農用地を対象としており，「土壌汚染対策法」は宅地等へ転用する市街地の工場・事業所の跡地を対象としている．これ以外に「土壌の汚染に係る環境基準」があるが，これは規制値や規制の対象となる土地が**表2**に示したものと重複しているのでここではふれない．詳しくは環境省のサイトなどを参照されたい．

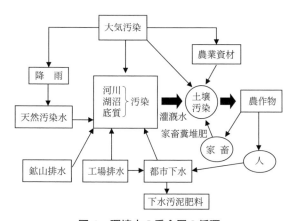

図1　環境中の重金属の循環

表2 重金属の土壌汚染防止のための規制基準

	農用地の土壌の汚染防止等に関する法律 (1971年)	土壌汚染の未然防止に係る管理基準 (1984年)	土壌汚染対策法 (2003年)
	米・土壌含有量 (mg/kg)	土壌含有量 (mg/kg)	土壌含有量 (mg/kg)
水銀	—	—	15
カドミウム	0.4(米)	—	150
ヒ素	15未満（田に限る）	—	150
ニッケル	—	—	—
六価クロム	—	—	250
銅	125未満（田に限る）	—	—
全亜鉛	—	120	—
シアン	—	—	50
鉛	—	—	150

　重金属の汚染源は，かつては鉱山や工場の排水および排煙であった．鉱山による汚染問題の歴史は古く，渡良瀬川流域の足尾銅山（栃木県日光市）鉱毒事件にまでさかのぼる（19世紀後半）．重金属は他の化学物質とは異なり土壌中で分解されて消滅することはなく蓄積されるため，一旦汚染が顕在化してから発生源を規制しても自然に浄化されることはないので，長期にわたり被害を及ぼすことになる．そのため近年の重金属問題は環境中に拡散した重金属が廃棄物の再資源化などを通じて再び集積した場合に発生している．その典型例が生活排水や工場からの排水が集まる下水処理場で発生する下水汚泥，また屎尿処理場で発生する屎尿汚泥である．現在汚泥類はリサイクルして肥料として活用されている．そのため肥料取締法では，汚泥肥料の許される重金属の最大濃度を表3のように定めている．

　最近の新しい重金属問題としては，家畜糞に含まれる亜鉛と銅の問題がある．家畜飼料には栄養補助剤や抗菌剤として亜鉛と銅が添加されている．これらの元素は糞中に残存するため，製造された家畜糞堆肥には亜鉛と銅が含まれている．とりわけ豚糞堆肥中の亜鉛や銅の含量は家畜飼料中の約5〜12倍になることが報告されている[2]．このため長期間家畜ふん堆肥を連用すれば土壌に重金属が集積することが明らかにされており，著者らも豚ぷん堆肥の連用が亜鉛や銅などの土壌蓄積や亜鉛の作物移行性を高めることを確認している[3,4]．以上のことから肥料取締法では特殊肥料のうち，堆肥と動物排せつ物には2002

表3 肥料取締法での汚泥肥料の許される重金属の最大濃度

肥料の種類	許される最大濃度（mg/kg）	
下水汚泥肥料	ヒ素	50
屎尿汚泥肥料	カドミウム	5
工業汚泥肥料	水銀	2
混合汚泥肥料	ニッケル	300
焼成汚泥肥料	クロム	500
汚泥発酵肥料	鉛	100

300mg/kg 以上の銅と 900mg/kg 以上の亜鉛を含む汚泥肥料については表示が義務づけられている．

年に品質表示制度が設けられた．すなわち亜鉛については豚糞または鶏糞を原料とするもので 900mg/kg 以上含む場合，また銅については豚糞を原料とするもので 300mg/kg 以上含む場合は，それぞれその全量を表示することを義務づけている．

4. カドミウムの問題

　カドミウムは植物にとって必須元素ではないが，作物の種類によっては根から吸収したカドミウムを可食部まで移動させるものがある．イタイイタイ病とカドミウムとの関連が明らかにされてから，1971年に「農用地の土壌の汚染防止等に関する法律」が施行された．環境省によれば，これまでにカドミウム汚染地域として指定された農地は全国で6,000haを越え，このうち現在までに80％以上で対策事業が完了し，さらに残りの農地についても，引き続き対策事業が実施されている．1990年代になって国際的にカドミウムの食品汚染が懸念されるようになり，その後 Codex 委員会（FAO/WHO の合同食品規格委員会）では，**表4**に示したようなカドミウムの国際基準値を定めている．

　カドミウムの排出源であるが，かつて排出量が多かった鉱山，精錬所，工場，ゴミ焼却場等からは，厳しい規制と管理によって現在は環境中へカドミウムが排出されることはほとんどない．しかし規制前に環境中に放出されたカドミウムは，現在薄く広く環境中に分布しており，それが再集積して問題を発生させている．さらに化学肥料や有機質肥料には少量のカドミウムが含まれていることが多い．そのため肥料取締法において汚泥肥料のカドミウム含量は 5mg/kg

表 4 Codex 委員会*で設定されたカドミウムの国際基準値（上限値）

食品群	基準値 mg/kg	備考
精米	0.4	
小麦	0.2	
根菜, 茎菜	0.1	
ばれいしょ	0.1	皮をはいだもの
豆類	0.1	大豆を除く
葉菜	0.2	
その他野菜	0.05	

* FAO/WHO 合同食品規格委員会

以下に規制されている．我が国では1980年ごろからニッカド電池の生産量が急増し，国内生産と輸入を合わせて年間約5,500 t が製造原料として用いられている．一方，家電製品の不法投棄が年々増加しており，社会問題となっている．投棄された家電に使用されているニッカド電池からカドミウムが溶出し，環境を汚染している危険性は十分考えられる．

カドミウム汚染土壌への対策としては，これまで客土が最も多く行われてきており，効果も大きい．しかしコストが高いため，汚染者負担や国庫負担がなければ実施が難しいのが現状である．水田においてカドミウムは湛水状態（水をはった状態）では水に溶けにくい硫化カドミウムになっているが，落水（田んぼの水を抜くこと）して酸化状態になると硫酸カドミウムとなって水に溶解してくる．このため水田をなるべく落水せずに管理すれば，水稲のカドミウム吸収は少なくなる．土壌のpH（水素イオン濃度指数：酸性，アルカリ性の度合いを示す物理量）が中性からアルカリ性になるとカドミウムはリン酸イオンや炭酸イオンと結合して水に溶けなくなる．したがって炭酸カルシウムやケイ酸カルシウムなど，土壌pHを高める資材を施用すれば水稲へのカドミウム吸収を抑制することができる．

以前から土壌中のカドミウムを効率的に吸収できる植物があることが知られていた．例えばキク科のセイタカアワダチソウやアブラナ科のグンバイナズナはカドミウムの吸収量が多い植物である．これらの植物をカドミウムで汚染された農耕地で栽培すれば，土壌からカドミウムを吸収除去することができる．この浄化技術はファイトレメディエーションと呼ばれ，低コストでかつ環境に

やさしい土壌浄化技術として注目されている．最近では水稲のインド系品種や日印交雑品種においてカドミウムの吸収量が多いものがあることが明らかにされ，ファイトレメディエーションへの利用が研究されている[5]．

水稲は栽培や収穫等の従来の稲作技術がそのまま適応できるという利点があり，汚染現場への導入が容易な植物であると考えられる．ファイトレメディエーションのために栽培した植物は，収穫，搬出，焼却というシステムに乗せることによって，焼却灰中のカドミウムを回収することができる．水稲を用いた場合の実用的なカドミウム回収システムが考案され，現在試験が行われている．

5. 食の安全・安心と環境の安全・保全との一体化へ

現在，食の安全，安心に大きな関心が寄せられているが，食の安全・安心は本来，環境の安全・保全と一体のものである．しかし，両者はまだ十分結合されて考えられていない．安全な環境でこそ安全な農作物ができる．鉱山からの排水の流入によって高濃度のカドミウムが蓄積した水田で生産されたコメのカドミウム含量は当然のように高くなる．

2003年に日本施設園芸協会は主として病原体汚染を防止する視点から，「生鮮野菜衛生管理ガイド」を作成した[6]．生産・加工・流通の各段階における衛生管理工程での安全性確保の目安をまとめている．野菜生産では，堆肥は人畜共通の病原体の汚染源になりやすいとの考え方から，きわめて厳しい目安を設定している．しかし，土壌汚染につながる重金属の堆肥中での含量などについては言及していない．今後は重金属類の危険性についても考えるべきであろう．

■参考文献

1) 浅見輝男, 『改訂増補 データで示す―日本土壌の有害金属汚染』, p.4-5, アグネ技術センター, 2010.
2) 磯部　等, 関本　均, 「栃木県における豚用飼料, 豚ぷんおよび豚ぷん堆肥の重金属含量の実態」, 『日本土壌肥料学雑誌』, 1999: **70**(1); 39-44.
3) 荻山慎一, 坂本一憲, 鈴木弘行, 牛尾進吾, 安西徹郎, 犬伏和之, 「家畜ふんコンポストを施用した各種畑土壌におけるコマツナによる亜鉛と銅の吸収」, 『日本土壌肥料学雑誌』, 2005: **76**(3); 293-297.
4) 荻山慎一, 鈴木弘行, 坂本一憲, 犬伏和之, 「豚ぷんコンポスト施用土壌におけるアーバスキュラー菌根菌の接種および木炭の施用がトウモロコシの亜鉛と銅の吸収に及ぼす影響―MIDIシステムを用いた土壌中の菌根菌プロパギュールの測定―」, 『日

本土壌肥料学雑誌』, 2008: **79**(3); 255-262.
5) 村上政治, 「カドミウム汚染土壌のファイトエキストラクション」,『化学と生物』, 2011: **49**(2); 108-114.
6) 日本施設園芸協会, 生鮮野菜衛生管理ガイド, 2013. (http://www.maff.go.jp/j/syouan/nouan/kome/k_yasai/pdf/guide.pdf)

（坂本一憲）

第2章　植物の病気と食品の安全

1. 植物の病気がもたらす危険な食品

　一般にカビなどの菌類が産生する毒性物質をマイコトキシン（カビ毒）と呼ぶ．しかし，植物病原菌は植物に寄生し，生きている植物組織を分解して栄養を摂取するように進化した生物である（本章第3節参照）．したがって，その毒素は植物細胞に対してのみ毒性を示すことがほとんどであり，動物に毒性を示す植物病害の報告は例外的といえるほど少数である．一方，農産物貯蔵中の腐敗も貯蔵病害として，広義に植物の病気とみなすが，これらの中には人体や家畜に甚大な健康被害をおこすマイコトキシンを産生する菌類も含まれている．表1に主なマイコトキシンとその生産菌および毒素の特徴を示す．

1.1　栽培中に発生する（植物病害による）マイコトキシン
1）ムギ類麦角病

　麦角菌（*Claviceps purpurea*）は，ライムギ，エンバク，オオムギ，コムギなどのムギ類に感染し，麦角病を引きおこす子のう菌である．ムギの開花期に菌の胞子が柱頭から侵入（花器感染）し，子房で増殖する．増殖した菌体は分生子（無性生殖によって作られる菌類の胞子）と蜜液を分泌し，それに誘引された昆虫を介して二次感染を繰り返し，ムギ圃に蔓延する．子房中の菌体はやがて黒色の菌核を形成し，これが角のように見えることから麦角と称される．

　麦角病の原因は，麦角菌が産生する麦角アルカロイドで，エルゴタミン，エルゴヴァリン，エルゴクリスチン，エルゴシンなどの種類がある．これらを摂取すると，血管収縮による手足の壊死や脳の血流不足による精神異常，けいれん，意識不明などがおこり，遂には死に至ることもある．また，子宮収縮による流産もよく知られている．麦角は形状や大きさがムギ種子と近いため，収穫時に穀粒に混入し，ヨーロッパを中心に中世までしばしば中毒問題を起こしてきた．しかし，現代では収穫時や製粉段階において麦角の除去が徹底されてい

表1 主なマイコトキシン（カビ毒）生産菌

病　名	生産菌名	毒性物質とその特徴
栽培中に発生する（植物病害による）マイコトキシン		
ムギ類麦角病	*Claviceps purpurea*	・麦角アルゴロイド（エルゴタミン，エルゴヴァリン，エルゴクリスチン，エルゴシンなど） ・血管収縮による手足の壊死，さらに脳の血流不足による精神異常，けいれん，意識不明，致死を引き起こす．
ムギ類赤カビ病	*Fusarium nivale* (*Microdochium nivale*), *F. graminearum*, *F. culmorum*, *F. avenaceum*, *F. poae* など	・トリコテセン系マイコトキシン（ニバノール（NIV），デオキシニバレノール（DON），T-2 トキシンなど） ・タンパク質合成阻害による吐き気，おう吐，腹痛を引き起こす．
ウリ類ばら色カビ病	*Trichothecium roseum*	・トリテルペン系ステロイド（ククルビタシン） ・大量に摂取するとおう吐や下痢などの食中毒症状を引き起こす．
貯蔵中に発生する（貯蔵病害による）マイコトキシン		
ナッツ類や香辛料などのカビ毒汚染	*Aspergillus flavus*, *A. parasiticus* など	・アフラトキシン（B_1、B_2、G_1、G_2 など） ・極めて強い発がん性を示す（食品衛生法の規制値は 0.01ppm 以下）．
黄変米	*Penicillium citrinum*, *P. islandium*, *P. citreo-viride* など	・シトリニン，イスランジトキシン，シトレオビリジン ・腎機能障害・腎臓癌，肝機能障害・肝硬変・肝臓癌，神経毒による呼吸困難・けいれんを引き起こす．
リンゴ青カビ病	*Penicillium expansum*	・パツリン ・動物実験による出血性障害や潰瘍，発がん性の報告がある（実際の被害報告はない）．

る．なお，麦角菌はイネには寄生しないため，日本での被害はほとんど報告されていない．

2) ムギ類赤カビ病

フザリウム属菌の中の *Fusarium graminearum* (完全時代[*1]: *Gibberella zeae*) の他, *F. nivale* (*Microdochium nivale*), *F. culmorum*, *F. avenaceum*, *F. poae* なども病原菌として知られているムギ類の重要病害である．菌糸，分生子または子のう胞子が，ムギやイネの刈り株などに付着・寄生して越冬後，春に子のう胞子が一次伝染源となる．空気伝染で伝播した胞子は，穎の気孔などから感染して小穂を侵し，淡赤（桃）色を呈する．その後，分生子は二次伝染して圃内に蔓延する．赤カビ病菌は収量や品質の著しい低下を招くだけでなく，ニバレノール (NIV)，デオキシニバレノール (DON)，T-2 トキシンなどのトリコテセン系マイコトキシンを産生し，これらを人畜が摂取するとタンパク質合成阻害による吐き気，おう吐，腹痛といった中毒症状が引き起こされる．

3) ウリ類ばら色カビ病

本病害は *Trichothecium roseum* によるもので，栽培中だけでなく収穫後も発病する．主としてウリ科のメロンやキュウリ果実の他，トマト，イチゴ，リンゴにも発生報告があるが，アムスメロンなどの皮が薄い品種で被害が大きい．メロンでの病徴は果実外部にピンク〜オレンジ色の菌糸体が見られ，果実内部は水浸状に腐敗する．また，果肉にはククルビタシンが産生され，強い苦味が生じる．ククルビタシンはウリ科植物自身が産生するステロイドの一種であり，大量に摂取するとおう吐や下痢などの食中毒を起こすことがある．

1.2 貯蔵中に発生する（貯蔵病害による）マイコトキシン
1) ピーナッツ，トウモロコシなどのカビ毒汚染

熱帯・亜熱帯地域に生息する *Aspergillus flavas* や *A. parasiticus* などのコウジカビの仲間が，ピスタチオ，ピーナッツなどのナッツ類や干しイチジク，トウモロコシ，ナツメグなどの香辛料の他，穀類，豆類で生育・繁殖すると，アフ

[*1] 完全世代：菌類は子孫を残す手段として、有性生殖と無性生殖の二つを持っている．減数分裂を経て有性生殖により子孫を残す状態を完全世代、無性生殖を繰り返しながら増殖する状態を不完全世代と呼ぶ．生物学的な菌類の分類には完全世代の構造や形状が使われるが、菌によっては不完全世代しか見つかっていないものもある．このような菌は一旦，不完全菌というグループに分類され，仮の学名が付けられる．しかし、後に、その菌の有性生殖器官などが見つかれば、完全世代の正しい学名が付けられる．この場合、不完全菌としての名前も残るため，二つの学名を持つことになる．ただし、一つの生物が二つの学名を持つことは、分類学上、好ましくないため、一つの学名に統一するプロジェクトが進められている．

ラトキシンと呼ばれるマイコトキシンを産生する．アフラトキシンには10種類以上が知られているが，特にB_1，B_2，G_1，G_2の毒性が強く，主に肝細胞癌を引き起こす．例えば，アヒル雛の動物実験では，半数致死量（LD_{50}）はB_1：18.2μg，B_2：84.8μg，G_1：39.2μg，G_2：172.5μgであり，生物が産生する発がん性物質としては自然界最強の一つである．このため，厳しい基準が各国で設けられており，日本の場合，食品衛生法が定める規制値は0.01ppm以下である．

2）黄変米

ペニシリウム属菌の *Penicillium citrinum*, *P. islandium*, *P. citreo-viride* などが，熱帯地方（東南アジアやエジプト）の貯蔵米に産生するマイコトキシンによって，様々な健康障害が報告されている．これらの3菌が産生するマイコトキシンは，それぞれシトリニン，イスランジトキシン，シトレオビリジンであり，腎機能障害・腎臓癌，肝機能障害・肝硬変・肝臓癌，神経毒による呼吸困難・けいれんを引き起こす．黄変米が問題になったのは，第2次世界大戦後の食糧難の時代に政府が大量に輸入した米に黄変米が混ざっていたためである（黄変米事件）．この事件後，江戸前寿司は黄変米使用を疑われることを嫌って，それまで使用していた赤酢から白酢に変えたとのエピソードもある．

3）リンゴ青カビ病

本病害は，*Penicillium expansum* が貯蔵中に産生するパツリンというマイコトキシンによるもので，リンゴ果実や加工中の果汁が汚染されることが多い．また，パツリンは *Aspergillus* 属菌によっても産生されることがある．パツリンの毒性はそれほど強くなく，動物実験では臓器の出血性障害や潰瘍，発がん性などが確認されているが，実際の被害報告はほとんどない．なお，ミカンでも青カビ病が貯蔵中に発生するが，病原菌は *Penicillium italicum* であり，この菌はパツリンを産生しないのでミカンの青カビが上記のような健康障害を起こす危険性はない．

1.3　病原菌に感染した植物で生産される抗菌性物質

マイコトキシンと異なり，植物自身が病原菌の感染に備えて予め抗菌性物質を蓄えたり，菌の感染に対抗して新たに抗菌性物質を合成したりすることが知られている．例えば，前者の場合，バラ科植物に含まれるアミグダリンという

配糖体は，病原菌の感染によって分解され，青酸化合物として抗菌性を示す．また，ネギ属植物に含まれるアリインは，菌の感染によってアリナーゼ酵素が活性化され，アリシンという抗菌性物質に変化する．さらに，植物細胞中に蓄えられているサポニン類やフェノール類，クロロゲン酸，カテコールも多くの微生物に対して抗菌性を持ち，病原菌が植物に侵入して細胞を破壊すると，これらの物質が作用し，菌の増殖・蔓延が抑えられる仕組みになっている．

一方，病原菌の感染によって新しく合成される物質として，ファイトアレキシンと呼ばれる低分子の抗菌物質やPRタンパク質という抗菌性タンパク質が知られている．ファイトアレキシンは200種以上見つかっており，フラボノイド系，テルペノイド系，アセチレン系など構造的にも多様である．また，PRタンパク質は約20種の報告があり，菌類の細胞壁を分解する酵素やタンパク質合成を阻害する酵素などが含まれている．

しかし，これらのような植物自身が病原菌から身を護るために産生する物質が，人間を含む動物に毒性を示すという報告はなく，また，産生量も極めて微少であることからマイコトキシンのような健康被害をもたらす可能性はほとんどないと考えられる．

2. 植物の病気がもたらす美味しい食品

植物の伝染性病害は，大雑把な言い方をすれば，微生物の寄生が引き起こす植物の生理異常である．一般に，微生物は生態系において"掃除屋"として動植物の死骸や排泄物などを分解する役割を担っている．しかし，植物病原菌は生きている植物細胞も分解してしまう能力を進化の過程で獲得した微生物である．人間にとって，微生物に分解されつつある有機物はいわゆる腐った状態にあるので，醗酵食品などの例外を除けば，積極的に食したくなるような代物ではない．それは，植物病原菌が分解しつつある有機物も同じことで，見た目の悪さや悪臭から，病気に罹った植物が食品として見なされることはほとんどない．

しかし，植物の病気が思わぬ珍味・美味をもたらすこともある．植物の病気による珍味として代表的なのが，メキシコ料理に使われるウイトラコーチェであろう．メキシコのトリュフとさえ称されるこの食材の正体は，黒穂病菌が寄生したトウモロコシの種子である．したがって，トウモロコシに生えた「きの

こ」といった方が良いかもしれない．筆者がメキシコで食べたウイトラコーチェは，いぶしたような風味でエリンギに似た食感があった．また，多様なアミノ酸を含む健康食品だそうであるが，決して食欲がそそられるような外観ではない（インターネットにたくさん画像が載っているので，是非，ご覧いただきたい）．

　アミノ酸による若干の甘みはあるにせよ，他のきのこ類と同様にウイトラコーチェ自体にはあまり味がないので，様々な料理の具として使用される．因みに，ウイトラコーチェとは「トウモロコシのお化け」という意味だそうである．

　一方，植物の病気がもたらす美味として，誰もが認めるのが貴腐ワインであろう．「貴腐」とは「高貴なる腐敗」を意味するハンガリー語やフランス語から訳されたもので，貴腐ワインの原料は貴腐ブドウ，即ち，灰色カビ病に罹病した白ワイン用のブドウである．灰色カビ病菌は多犯性の不完全菌類で，様々な植物に淡緑～灰色のカビを生じる．特に花弁が侵されやすいので花卉類での被害が大きい．しかし，この菌がブドウの果皮に感染すると，角皮層のワックスが溶けて果実中の水分が蒸発し，干しブドウのような果実がカビに覆われた状態になる．このブドウは貴腐ブドウと呼ばれ，果実内の果汁は糖度・粘度共に高くなり，さらに独特の香りを持つようになる．この貴腐ブドウから醸造される極甘口のワインが「貴腐ワイン」であり，デザートワインや食前酒として珍重される．ハンガリーのトカイ地方は貴腐ワインの有名な産地の一つであるが，貴腐ワイン自体はあまりに甘いので現地では白ワインとのブレンドによって混合比1～6プットニまでが売られていた（プットニが高いほど貴腐ワインが多く含まれる）．筆者がハンガリーで飲んだ限りでは3プットニ程度が飲みやすく，かつ，値段も手ごろであった．

3.　植物の病気と病原体
3.1　植物の病気

　人間や動物と同様に，植物も病気に罹る．植物の病気の症状は病徴と呼ばれ，植物の様々な部位に発生する．具体的には，葉や茎に生じる斑点，株の萎凋や枯死，葉枯れ，枝や幹の枯損，果実の腐敗，根の腐敗，組織の肥大や奇形，組織の変色，そして，収穫物の輸送や貯蔵中に発生する腐敗や変色も含まれる．

　食品となる植物（作物）の生産は，様々な要因によって減収や品質の低下が

もたらされる．作物の生産を脅かす3大因子は病害と虫害と雑草とされ，この他に線虫や寄生植物も植物の成長を妨げるが，全体の中での被害程度は微少である．全世界において，これらによって被る潜在的損失は，生産金額ベースで病害が18％，虫害が23％，雑草が29％程度であり，防除手段なしで得られる収穫はせいぜい30％程度と見積もられている（Oerke et al. 1994，図1）．また，主要作物の生産でも，特に熱帯地域で作付け面積が大きいイネやワタの潜在的損失が高く，無防除での収量は20％以下に落ち込むと考えられている（Oerke et al. 1994）．

植物に病気をおこす原因（病原体）は，大きく非生物性病原と生物性病原に分けられる．非生物性病原とは，伝染性のない物理化学的要因によって植物が生理障害をおこすもので，例えば，土壌中の養分や土壌水分の過不足，日照の過不足，強風，高温・低温，大気汚染物質，塩害，薬害などである．一方，生物性病原は，菌類（カビ），細菌，ファイトプラズマ，ウイルス，ウイロイド，線虫，寄生植物などの伝染性のある病原体がおこすもので，これらは放っておけば被害の拡大を招く恐れがある．したがって，被害程度が作物生産者の経済的許容水準を超えることが予想される場合，何らかの防除対策が必要となる．

植物病（理）学は，植物・作物の病気の原因をつきとめ，発生や伝染経路を明らかにし，病気が蔓延・流行する機構を解明することで，病気の対策を確立することを目的とする学問である．したがって，主に生物性病原を対象にしており，非生物性病原はその性質に基づいて土壌肥料学や農業気象学の範疇となる．

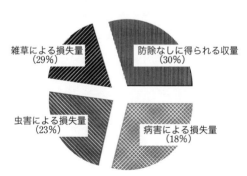

図1　全世界における病害虫・雑草による潜在損失（生産額ベース）
〔Oerke et al. (1994) から作成〕

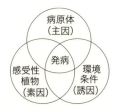

図2 植物の病気の3要因
(3因子が揃ったときに発病する)

一般に，植物に伝染性の病気が発生するには3つの因子が揃うことが必要である．それらは，主因である病原体，素因である感受性植物，そして，誘因と呼ばれる環境条件である（**図2**）．病原体（主因）が存在しなければ病気がおこらないのは当然であるが，その中で最も多いのが菌類による病気で，植物病害全体の約8割を占める．その次に来るのはウイルスやウイロイド，そして，細菌の仲間がそれぞれ10％程度である．また，植物に着目すれば，どんな植物でも病気になるわけではない．植物が病原体の攻撃を受け，それに抵抗できずに侵入を許し，病原体の産生する毒素や酵素，あるいはホルモンのような物質によって何らかの生理的または形態的障害を被って，初めて病気が発生する．そのためには，植物が病原体に対して「感受性である（感染し，発病する）」ことが必要となる．そのような植物の性質を素因と呼ぶ．

さらに，病気が発生するには，種々の環境条件が伴わなければならない．例えば，多くの病原菌の生育適温は25℃付近である．したがって，生育適温域から大きく外れた温度条件下では病気はなかなか発生しない．しかし，病原菌の生育適温が，常に病害発生の最適温度というわけではない．植物種によっては病原菌の生育最適温度が植物体の生育適温付近であることも多く，その場合，宿主植物は温度ストレスが少なく健全であるから，病気に対する抵抗性や耐性が強く表れやすい．そのため，宿主植物の生育適温から外れ，かつ，病原菌が生育できる温度で最も病害発生が多くなる場合も見られる．その他，葉や茎に病斑を作る病原菌にとって，空気中の湿度条件が胞子発芽とその後の植物体への感染程度を左右し，また，土壌中に生息している病原菌の活動は土壌pHに大きな影響を受けることが知られている．

3.2. 植物病原体

1) 菌 類

植物の主な病原体を**表2**に示す．この中で，植物の病気の約8割の原因とされる菌類は約1万種であり，これは生物種としての菌類の10分の1から15分の1と推定されている．菌類は，一般的には「カビ」と称されるが，栄養体

表 2 主な植物病原体（生物性病原）

種　類	サイズ	特　徴
菌　類 (別称:カビ，糸状菌，真菌)	約2〜100μm	・真核生物であるが，葉緑体は持たず，従属栄養生物である． ・基本形態は糸状に連なり，無性胞子（分生子）を作る場合が多い． ・通常，無性生殖で繁殖するが，条件が整えば減数分裂の後，有性生殖を行う． ・きのこは菌類の子実体である．
細　菌 放線菌 ファイトプラズマ	約0.6〜3.5μm	・単細胞の原核生物（核膜をもたない）である． ・形態的には，桿菌，球菌，らせん菌などの相違があるが，植物病原性細菌はすべて桿菌である． ・放線菌は菌糸状と胞子状の器官を形成するが，細胞壁成分から細菌の仲間として分類される． ・ファイトプラズマは難培養性の原核生物で，細胞壁を欠くため，多形性となる．
ウイルス ウイロイド	約10〜1000nm	・ウイルスは核酸と外被タンパク質から成り，球状，棒状，ひも状の形態がある． ・ウイロイドは核酸のみで，外被タンパク質を持たない．
線　虫 (別称：線形動物，ネマトーダ)	約0.1〜1mm	・線形動物だが，植物寄生性線虫が引き起こす根こぶや根腐れ症状から植物病原体の一つと数えられる．

として糸状に連なった細胞（菌糸）を形成することから，学術的には「糸状菌」と呼ばれることも多い．また，細菌と区別するために「真菌」と称する場合もある．菌類の繁殖体は胞子で，無性胞子と有性胞子がある．無性胞子は「分生子」あるいは「分生胞子」とも呼ばれ，有性胞子はその種類によって「子のう胞子」や「担子胞子」などに区別される．また，菌類は真核生物ではあるが，植物のような葉緑体は持たず，細胞壁もほとんどの種でキチンとグルカンから成る．なお，「きのこ」は菌類の子実体である．

　現在，広く用いられている分類体系によれば，植物病原菌類は真核生物ドメイン中のプロトゾア界（Kingdom Protozoa），クロミスタ界（Kingdom Chromista），菌界（Kingdom Fungi）に区分される．

　プロトゾア界では，アブラナ科根こぶ病菌などのアメーバ状の変形体を栄養体とし，繁殖には遊走子（＝鞭毛を持って運動性のある胞子）を形成する菌が含

まれる．また，クロミスタ界には遊走子で繁殖し，卵胞子で耐久生存する菌類が含まれ，植物病原菌としてはピシウム菌，疫病菌，べと病菌などが重要である．さらに，菌界はツボカビ門，接合菌門，子のう菌門，担子菌門に分かれ，特に子のう菌門と担子菌門には多数の植物病原菌が含まれる．なお，有性世代が判明していない菌はこれまで不完全菌類として扱われてきたが，有性生殖を司る遺伝子配列から子のう菌もしくは担子菌に分類することが可能になったので，近い将来，どちらかに再分類されることになっている．

2) 細菌 (bacteria) とファイトプラズマ (phytoplasma)

細菌は単細胞の原核生物（核膜を持たない）であり，形態的には，桿菌，球菌，らせん菌などの相違がある．しかし，植物病原細菌はすべて桿菌である．多くが鞭毛を持ち，若干の運動性がある．細胞外層は多糖類で構成される粘性層で被われることも多く，それらは細菌細胞を保護するだけでなく，植物の導管を閉塞させて，萎凋症状を引き起こす要因ともなる．また，放線菌は菌糸状と胞子状の器官を形成するが，細胞壁成分から細菌の仲間として分類される．ファイトプラズマは難培養性の原核生物で，細胞壁を欠くため，多形性となるが，これも原核生物として細菌の仲間に分類される．

一般に，植物病原細菌は気孔や水孔などの自然開口部や傷口から侵入し，増殖する．その過程で，植物細胞分解酵素（ペクチナーゼ，セルラーゼなど）や毒素（タブトキシンなど），植物ホルモン（サイトカイニン，オーキシンなど）を産生し，植物組織の腐敗（軟化）や壊死，肥大，斑点，萎凋などを引き起こす．しかし，植物病原細菌やその生産物質で人畜に毒性のあるものはほとんど報告されていない．

3) ウイルス (virus) とウイロイド (viroid)

ウイルスは，通常の光学顕微鏡では観察できないサイズの微細な粒子で，生きた細胞内でのみ増殖する．核酸（植物ウイルスのほとんどがRNA）と外被タンパク質から成り，球状，棒状，ひも状の形態がある．ウイルスは自己細胞内での代謝機能を持たず，増殖や移動のためのエネルギーの全てを宿主細胞に依存しているため，厳密には生物とは見なされない．ただし，植物病学では増殖・感染・伝播によって伝染性の病害を引き起こすことからウイルスも生物性病原体として扱っている．2012年現在，国際ウイルス分類委員会の規約に基づくと植物ウイルスは90属，約950種に分類され，日本では約300種が報告され

ている．この中の半数近くがアブラムシやウンカ，ヨコバイなどの昆虫によって媒介される．

　植物ウイルスは，機械的に生じた傷口や昆虫，ダニ，線虫などの口針による吸汁行動によって植物細胞内に侵入する．その後，外被タンパク質を脱ぎ（脱外被），核酸の複製，タンパク質合成を宿主細胞内で行うことによって増殖し，全身に移行・蔓延する．その結果，ウイルスの遺伝情報に基づいて作られたタンパク質によって，植物は生理障害を起こし，病徴が現れる．例えば，ウイルスが葉緑体を壊すタンパク質をコードする遺伝子を持っていれば，葉の緑色は抜け落ち，モザイク症状を呈する．また，分けつを促進するような植物ホルモンを作る遺伝子がコードされていれば，宿主の枝葉は叢生状態になる．しかし，人畜に毒性のある物質をコードする植物ウイルスは現在までに報告されていない．

　一方，ウイルスに似た病徴を引き起こす病原体にウイロイドがある．ウイロイドは核酸（RNA）のみで，外被タンパク質を持たない．そのため耐久性が低く，植物と植物が直接接触する接ぎ木や種子伝染が主な伝染経路で，ウイルスのような昆虫による伝播は確認されていない．

4) 線虫 (nematode)

　線虫は種類，数共に多様で，地球上の生物種の約半数が線虫類と推定する研究者もいる．現在，約3万種が知られているが，このうち植物寄生性線虫は約200属4300種である．陸生線虫の多くが土壌中で生活するため，植物に病気を起こす線虫もネコブセンチュウやネグサレセンチュウのように根部に寄生するものが多い．しかし，中にはマツノザイセンチュウのように昆虫（マツノマダラカミキリ）を媒介虫にして，樹木内部に寄生し，マツ類の大木を萎凋・枯死させてしまう線虫も存在する．また，線虫類には回虫やフィラリアのような動物寄生性のものも知られているが，植物寄生性線虫が動物にも寄生する例は報告されていない．

■参考文献

1) 松田友義 編，食品認証ビジネス講座―安全・安心のための科学と仕組み，幸書房，2005．
2) Oerke, E. C., Dehne, H.W., Schonbeck, F. and Weber, A., Crop Production and Crop

Protection – Estimated Losses in Major Food and Cash Crops. Elsevier Science, Amsterdam, 1994.
3) 白石友紀,秋光和也,一瀬勇規,寺岡 徹,吉川信幸,新植物病理学概論,養賢堂. 2012.

(宍戸雅宏)

第3章　農薬の有効性と安全性
　　　　　　　（栽培）　　　　（残留）

　テレビや新聞・雑誌で，「無農薬・無化学肥料で栽培された植物を原料にしているので安全」とか「有機栽培された食品なので味もいいし赤ちゃんに食べさせても安心」というような宣伝をよく見るが，逆に言えば，農薬や化学肥料を使って栽培されたものは美味しくないし，健康にも悪いということになるのだろうか．

　2008年には中国から輸入された冷凍ギョーザに毒性の高い殺虫剤メタミドホスが混入されていた事件が世間を騒がし，一時期あたかも輸入農産物や冷凍食品全部が危険という印象を与えた．

　2013年には国内で製造された冷凍コロッケに毒性の低い殺虫剤マラチオンが混入されていた事件がおこり，輸入・国産を問わずやっぱり農薬は怖いという印象を与えた．

　普段私たちが食べている食品には実際にどれくらいの農薬が残留しているのだろうか．それは食品の味や，健康に悪影響を及ぼす程度なのだろうか．

　本章では，農薬は何故必要なのか，安全性はどう確保されているのかについて述べる．

1. 80億の人口を賄う農地と技術革新

　地球上の陸地面積は約134億ヘクタール（ha）と見られており，その中の11.2％に相当する約15億ヘクタールが農耕地面積といわれている．世界の人口は1960年の約30億人から2000年までの40年間に約60億人とほぼ倍増した．現在（2014年）は約70億人であるが，2013年の国連の予測では2025年には約80億人，2050年には約95億人に達するとされている．このような増加しつつある人口に供給する食料を生産する農耕地面積は減少することはあっても，これ以上の自然環境の破壊を避けるためには大幅に増加することは考えられない．

人類はこれまで急速に増加した人口に，単収（単位面積当たりの収穫量）を増大させることで食料を供給してきた．米を例にとると，平安初期（820年）には10アール (a)（1反）あたり僅か1.8俵（1.1t/ha），明治20年（1888年）でも3.3俵（2.0t/ha），昭和30年（1955年）でも5.5俵（3.3t/ha）に過ぎなかったものが，現在では味のいい米が，安定的に10俵（6.0t/ha）近くも収穫できるようになっている．そこには，多収量品種の導入と，それを支える化学肥料ならびに農薬による作物保護が大きな役割を果たしてきたが，FAOの資料を見ると単収の伸びも鈍化傾向にある．

また，従来は食料としてだけ使われてきた穀物が燃料（バイオエタノール）生産の原料としても使われるようになって，穀物の価格が高騰し，経済力の弱い国の人々には手に入らなくなったという問題も新たに顕在化してきた．

一方，世界では生産される食料の約1/3に相当する約15億トンが毎年廃棄されていると言われる．食料を得ることができなくて飢餓で苦しんでいる人口が約8億人（FAO 2013年）もいるという現状を考えれば，流通の問題や食べ残し問題を改善して無駄を少なくしていく努力も必要である．単収の伸びが鈍化してきたとはいえ，近年加速度的な進歩が見られる遺伝子組み換えを含めたバイオテクノロジーの発展で，食料生産は将来画期的に発展する可能性もある．その場合でも，動物，植物，昆虫，微生物など地球上の現存生物はお互いに依存し合った関係で進化をしてきているので，大部分の農作物を野外で栽培する限り，病害虫や雑草との競争から逃れることはできない．したがって，生産環境の適切な管理によって農作物をこれらの有害生物から保護して最大収穫量を得ることの重要性は，将来にわたって変わらないはずである．

2. 作物保護と病害虫・雑草への適正な農薬使用
2.1 作物も農地も人工的なものである

農耕地は，自然を壊して作物生産に適したように作り変えた人工的環境である．そこは，作物と病害虫・雑草から構成される単純生態系なので，自然の生態系のバランスで病害虫・雑草の発生を低く抑えるという自然農法は成り立たない．

またそこで栽培される作物は野生の原種と異なり，人間が食べても中毒しないように，作物自体が身を守るために生産している天然農薬（二次代謝物質と

呼ばれる）を品種改良によって除去したり，その濃度が低いものを選抜しているので，元々病害虫・雑草との競争に弱いという性質を持っている．

　もし作物を病害虫あるいは雑草から保護しないで栽培した場合にどれだけの減収・減益になるかを各種作物について全国的に調査した事例が公表されている．それをみると，作物の種類，その年の気象条件その他によって結果に変動はあるが，病害虫による減収割合は大体 20～60％であり，リンゴやモモに至ってはほとんど 100％に近いこともある．雑草による減収は，20～40％の範囲が大半で，作物によっては 70％に達するものもある．食料を必用な量だけ確保するためには，これらの被害を最小限に抑えることが必要である．

2.2　過去から近現代にいたる「虫よけ」法

　作物を病害虫・雑草による被害から守ることを作物保護というが，昔は神仏に祈ったり（地方によっては「虫送りの神事」としてその伝統が今でも残っているところがある），鯨油を撒いた田んぼにウンカを叩き落として溺死させたり，といった原始的な方法しかなかったために，江戸時代にはウンカの大発生や，いもち病の被害で飢饉がおこり，多数の人々が餓死したという記録が残っている．

　第二次世界大戦後になって，アメリカから DDT をはじめとする化学殺虫剤が入ってきて，食料生産を担っている農業分野だけでなく，病気（例えば，日本脳炎や腸チフスなど）を媒介する衛生害虫を防除する公衆衛生分野でも大きな貢献をした．

　DDT は環境中に長期間残留するという性質からその後禁止になったが，マラリアを媒介する蚊の防除に画期的な貢献をして世界で 600 万人の命を救ったと言われている．終戦後間もない時期に小学生時代を過ごした筆者も，感染症媒介昆虫のノミやシラミを防除するために，学校で先生が子供たちを並べて DDT の粉剤を頭にまぶしたり，シャツやズボンの中にも吹き込んでくれたりしたのを体験した世代である．

　しかし，農薬の目覚ましい効果は，結果として農薬に対する安易な依存，過度の依存をもたらした．

　1960 年代には経済発展に伴って全国で発生した産業公害と相まって，農薬による健康影響問題，環境汚染問題が指摘されるようになった．今まで人々がボート遊びをしたり，子供たちが泳いだりしていた河川が急速に悪臭を発する

危険な川になったのはこの時代である．同時に，病害虫による農薬抵抗性発達の問題もでてきて，1970年代には，農薬だけに依存しない作物保護の方法への期待が高まった．

2.3 総合的有害生物管理と農薬

現在の作物保護は，(1) 耕種的防除，(2) 生物的防除，(3) 物理的防除，(4) 化学的防除のような個別の防除方法の他に，(5) これらの方法を合理的に組み合わせて有害生物密度を経済的許容水準以下に管理する，いわゆる総合的有害生物管理（Integrated Pest Management，略してIPMと呼ばれる）が目指すべき方法と考えられている．(1) の耕種的防除というのは，栽培時期をずらして病害虫の発生時期を避けたり，耐虫性・耐病性品種を利用したりする方法のことである．(2) の生物的防除というのは，天敵を利用して病害虫を制御する方法のことである．(3) の物理的防除というのは，特定の波長の光の誘引効果や忌避効果を利用したり，ネットや果実袋で作物を保護する方法のことである．(4) の化学的防除は言うまでもなく農薬を使って病害虫・雑草を制御する方法のことである．

IPMが提唱されたのは筆者の大学生時代だから，すでに50年以上が経過した．しかし現実には，(1) ～ (3) の方法には一長一短があり，防除効果が不十分であったり，不安定であったり，経済的にコスト高になったり，使用できる場面が限定されたりという問題があり，(5) の方法は複雑で実際に防除を担当する農家が使いこなせる技術にまでなっていないという問題があるために，期待される程には普及していないというのが実態である．そのために今でも(4) の化学的防除がほとんどの分野で作物保護の主役（約99%）を担っているのが現状である．

農薬を用いた化学的防除が作物保護の主役を担い続けている最も大きな理由は，IPMが提唱された当時の背景にあった化学農薬による健康影響問題や環境汚染問題のほとんどが，その後の農薬自体の進歩と農薬施用技術の進歩で克服されたことによる，と筆者はみている．それに加えて，化学的防除には，(A) 方法が簡単である，(B) 効果が高く，確実で安定している，(C) 経済的でコストが安い，という利点があるからである．

しかし，そうはいっても化学的防除は農薬という生物に毒性のある化学物質

を野外で投与するということから,不適切に使用した場合は,(D)健康(散布作業者,周辺住民,消費者)に対する影響,(E)環境負荷(非標的生物や生態系への影響),(F)病害虫・雑草における抵抗性発達,というリスクもあることを忘れてはならない.したがって,農薬は安全性に配慮してリスクを最小化しつつ,その利点を生かして作物保護に活用することが重要である.

3. 農薬取締法による農薬の安全性の確保

　農薬取締法は,第二次世界大戦後に登場した化学農薬が目覚ましい効果を発揮したことに便乗して,横行してきたまがい物(不良品)農薬を取り締まることを目的として1948年に制定された.したがって当時は,農薬として売買される資材の品質と薬効を国が登録制度で確保するというのが法律の主目的であった.

　安全性に関して必要とされた試験項目は,当時は実験動物(ラット,マウスなど)に対する急性毒性試験など数項目に過ぎなかった.しかし,1971年に行われた農薬取締法の大改正を経て,安全性に関する試験項目は大幅に増加し,現在では(1)急性毒性,(2)亜急性毒性,(3)長期毒性,(4)代謝試験,(5)環境影響試験など多岐にわたっている.時代の流れとともに,試験項目は科学的に必要と考えられるあらゆる試験が追加されてきた.

　食の安全という観点から見ると,新規農薬候補化合物が発明・発見されると,まず実験動物を使って慢性毒性試験を行って無毒性量(No Observable Adverse Effect Level : NOAEL)を算出し,それに安全性係数をかけて内閣府食品安全委員会が一日摂取許容量(Acceptable Daily Intake : ADI)を設定する.厚生労働省は食品衛生法に基づいて各食品/作物ごとに残留基準を設定する.残留基準は,日本の場合は最悪事態(ワーストケースシナリオ)を想定して,あらゆる食品/作物から摂取される残留農薬の合計量がその農薬のADIを超えないように(80%以下になるように)設定されている.

　農林水産省は適用作物(その農薬が使用される作物)ごとに,収穫時に残留農薬濃度が残留基準を超えないように使用基準(使用時期と濃度と回数)を設定している.したがって,登録されている農薬を使用基準に従って使用する限りは,そのようにして栽培された収穫物を毎日一生涯食べ続けても残留農薬による健康影響は全くない,つまり科学的には「安全」ということになる.

それにもかかわらず，消費者によっては農家が本当に使用基準を遵守して農薬を散布しているか信用できないので「安心」できないという場合がある．農水省は毎年約 4000 戸の農家を選んで農薬が適正に使用されているか調査をしてほとんど問題がないという結果を公表しているが，それに加えて平成 15 年に施行された改正農薬取締法では，農薬は登録農薬の使用基準を遵守して使用しなければならないという使用者責任制度を創設した．

4. 食品残留農薬検査結果 99.80％農薬検出せず（平成 24 年）

収穫後の農作物に残留している農薬濃度が食品として安全かどうかということは，厚生労働省所管の食品衛生法で規制・管理されている．以前は，輸入農産物などから日本で登録されておらず残留基準も設定されていない農薬が検出された場合に規制する根拠がなかったが，2006 年にポジティブリスト制度が採用されてからは残留基準が未設定のものには一律基準として 0.01ppm を当てはめて規制できるようになった．

実際に市場に出荷され，流通している農産物に含まれる農薬の残留については，厚生労働省だけでなく，各都道府県の衛生研究所や流通を担っている生協など，いろいろな組織・団体が毎年膨大なサンプルを分析して監視している．

平成 24 年（2012 年）10 月に公表された平成 17 年（2005 年）度農産物中の残留農薬検査結果（http://www.mhlw.go.jp/topics/bukyoku/iyaku/syoku-anzen/zanryu2/121029-1.html）によると，1. 検査数は 3,473,921 件で，2. 農薬検出数は 7,010 件（0.20％），国産品は 1,778 件（0.35％），輸入品は 5,232 件（0.18％），3. 基準値を超えた数は 59 件（0.0070％），国産品は 8 件（0.0032％），輸入品は 51 件（0.0086％）となっている．つまり 99.80％からは農薬が検出されず，ごくわずか検出された場合でも基準値を超えたのは 0.0070％に過ぎない．

4.1 農産物は「全く洗わなくても心配ない」―残留農薬検査結果から

基準値を超えた場合でも超えた程度はわずかであり，基準値そのものが慢性毒性試験に基づいて毎日一生涯食べ続けても安全な量として設定されているので，たとえ一時的に基準値を超えた農産物を食べても，健康影響は実質的に無視できる程度である．

また，農薬の残留分析は収穫後の農産物を洗わずに直接分析しているのに対

して，実際に農産物が私たちの口に入る前にはたいていの場合洗浄・調理という過程が入るので，それによって残留農薬の濃度はさらに低くなる．

　筆者は時々，野菜や果物はどれくらい洗えば残留農薬は安全になりますかという質問を受けるが，この調査結果を見れば，私たちの食卓に上っている農産物には問題になるほどの農薬は残留していないので，残留農薬という点では「全く洗わなくても心配はありません」と答えることにしている．

4.2　輸入農産物の不安について

　国産農産物と輸入農産物の比較では，年度によって多少の振れはあるものの，農薬検出率でみても基準値を超える割合でみても有意な差はない．最近は農産物輸入にかかわっている日本の商社や食品関連企業が生産国に行って直接農薬の適正使用を厳重に管理している場合がほとんどで，残留分析を収穫前，収穫後，輸出前，輸入後と何回も実施しているので，こと残留農薬に関しては，輸入品は危険で国産品は安全というのは事実ではない．

4.3　複数農薬の残留不安について

　作物保護に使用する農薬は1種類だけでなく，同じ作物に対して栽培期間を通して複数の農薬が散布されることはよくあることである．その場合，たとえ残留基準値以下の濃度であっても収穫時に複数の農薬が残留していてそれらを同時に摂取した場合の複合効果は大丈夫だろうかという声を聞くことがある．

　この点については，ADIレベルの低濃度の農薬をラットに対して20種類または40種類同時に毎日連続的に投与した試験の結果，なんらの毒性影響も観察されなかったということを確認した研究論文がある．高濃度の複数農薬の急性毒性における複合効果とは異なり，元々ADIの設定には十分の安全性係数が考慮されているということから当然予想されることであり，ADIレベルの低濃度の残留農薬を慢性的に複数同時に摂取しても，複合効果が発揮される心配はないと考えられる．

　厚生労働省もマーケットバスケット調査方式による残留農薬の一日摂取量を公表しているが，平成21年度（2009年）〜22年度（2010年）の結果では（http://www.mhlw.go.jp/topics/bukyoku/iyaku/syoku-anzen/zanryu2/130415-1.html）対象にした47農薬のADIに対する占有率は0.01〜5.92％であり，国民が一生涯に渡

って毎日摂取したとしても健康に影響を生じるおそれはないと考えられると述べている．

5. 偽装有機農業の危険性
5.1 「無農薬栽培」という偽装
　第二次世界大戦後の食料不足の解消を目指した生産拡大を追求する農業政策から，米の自給達成後の環境保全型農業への政策転換に伴って，無農薬栽培とか自然農法とか呼ばれる農法への期待が高まり，マスコミの礼賛報道によって一種のブームになった．また2006年に有機農業推進法が施行されたことに伴い，農薬登録を要しない防除資材として特定農薬という制度が開始された．

　神戸大学の松中昭一教授（当時）の研究室では，1984年から1988年にかけて無農薬栽培と称する野菜の農薬残留を調べ，農薬を使用した通常栽培と無農薬栽培の間に，農薬検出率にも検出された濃度にも有意な差がないという驚くべき結果を発表した．この事実は，有機農業をやっている人たちが自分の収穫物を高く売るために隠れて農薬を使用したか，あるいは農薬の代わりに作物保護に使った防除資材に農薬が混入されていたか，のどちらかを暗示した．

5.2 「農薬代替資材」から殺虫剤を検出
　筆者の研究室には多くの農薬代替資材が持ち込まれたが，防除効果のあった資材で分析をしたものには例外なく農薬が混入されていた．その中には，殺虫剤も殺菌剤も除草剤も含まれていた．

　例えば，10種類の植物抽出液と称し自然派ネットワークというグループがかかわっていた「夢草」という資材には，合成ピレスロイド剤のシペルメトリンという殺虫剤が混入されていた．このような資材には登録農薬のような使用基準もなく，農薬ではないということで安全性をセールスポイントにして流通・使用されているので，散布作業者にとっても環境にとっても消費者にとっても，かえって危険である．当然農薬取締法違反だが，当時の農薬取締法の罰則規定はあまりにも弱く，続々と同様の無登録農薬の偽装資材が流通していることが明らかになった．

　2003年に農薬取締法が改正されて罰則規定が強化された後も，告訴して罰則を科した例はないために抑止力が働かず，その後もそのような資材が流通し

続けたことは問題である．

5.3 偽装有機農業用資材、輸入販売取締り強化の必要性

筆者らは2007年に自生植物クララを原料にした農植物保護液「アグリクール」と称する資材，2008年にはある県の特別栽培農産物に認定されていたピーマンの栽培で使われていた「ニームオイル」（熱帯に生育するインドセンダンという木の精油成分）と称する資材にはアバメクチンが混入されていることを明らかにしたが，アバメクチンは放線菌が産生するマクロライド系殺虫剤の一つで，当時日本では登録がなかった（現在はある）．ラットに対する急性経口毒性は10mg/kgで，輸入冷凍餃子に混入されていたメタミドホスよりも毒性が高い．そのような毒物相当の殺虫剤が混入された偽装有機農業用資材を輸入・販売していたこれらの業者ですら注意・指導されただけで処罰はされなかった．

2003年に特定農薬制度が導入された当時，筆者は農業資材審議会農薬分科会長ならびに特定農薬検討小委員会委員長という任にあった．原材料に照らして安全なものを特定農薬として指定するようにと付託されたが，安全かどうかは資材の品質（成分）とばく露量に依存するにもかかわらず，特定農薬には品質とばく露量を管理できる使用基準のラベル表示が義務化できないという自己矛盾のために，無理やりひねり出した食酢，重曹，地元で採れた天敵という3つ以外は指定できなかった．あれから10年以上経過した今日でも同じ状況のままということは，制度そのものを見直すべきというのが筆者の考えである．

6. 食品テロと食品残留農薬は全く別問題

食品テロで意図的に農薬が混入されることと食品残留農薬の安全性とは全く違う問題である．栽培段階で使用された農薬の収穫後の残留濃度は検出限界以下がほとんどであり，たとえ微量検出されたり，基準値を若干超えたとしても実質的に安全性に問題はない．したがって，無農薬栽培された農産物は農薬を使って栽培された通常農産物よりも安全であるとする主張には根拠がない．商品の差別化のために，いつまで国民をだまし続けるのだろうか．結局，登録農薬を適正に使用して栽培された通常農産物が一番安全で安心できるということに，国民ははやく気づいて欲しい．

（本山直樹）

第4章 遺伝子組換え農作物

はじめに

　遺伝子組換え農作物（以下，「GM農作物」とする）の本格的な実用化は，世界の170万ヘクタールの耕地で除草剤耐性ダイズや害虫抵抗性トウモロコシの商業栽培が開始された1996年に遡る．

　2013年の世界におけるGM農作物の栽培面積は1億7520万ヘクタールに達した[1]．この面積は日本国土の約4.6倍であり，18年間で栽培面積は約100倍に増加した．日本は，年間約3000万トンの主要穀物を輸入しており，その約半分にあたる1,500～1,600万トンのGM農作物を輸入していると推定されており[2]，2013年におけるGM農作物の日本市場規模は5,837億円と報告されている[3]．

1. 遺伝子組換え（GM）農作物の安全性評価

　1973年に，大腸菌を用いて遺伝子組換え技術が誕生した．この技術のもつ可能性の大きさとともに，遺伝子を操作することで重大な危険性を伴うとする指摘もあった．特に微生物などでは直ちに細菌兵器の開発につながる懸念から，遺伝子組換え技術の規制に関するガイドラインとして，「生物的封じ込め」や「物理的封じ込め」が示された．このアシロマ会議とよばれる会議は，科学者が自らを規制することを容認して，社会的責任を問うたことで，科学史における歴史的な会議となった．その後，経済協力開発機構（OECD）や生物多様性条約，国際食品規格委員会（Codex）などにおける国際的議論につながっている．

　GM農作物を商業的に利用する場合には，事前に生物多様性影響評価および食品としての安全性，飼料としての安全性を評価しなければならないことが法律で定められている．生物多様性影響評価は「遺伝子組換え生物等の使用等の規制による生物多様性の確保に関する法律」（以下，「カルタヘナ法」とする）で規制されており，食品としての安全性評価は食品衛生法，飼料としての安全性

第4章　遺伝子組換え農作物

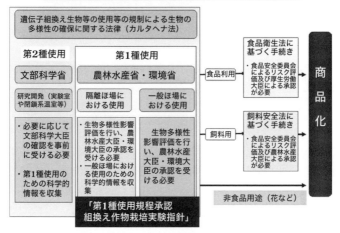

図1　遺伝子組換え農作物の開発手順と関連する法令

評価は飼料安全法で規制されている（図1）．ただし，花卉のように栽培して流通するものであって食用や飼料に利用されないものであれば，生物多様性影響評価を行って安全性が確認されれば商業利用できる．一方，ダイズやトウモロコシのように，栽培して流通するとともに，食用や飼料として使用される場合は，前述の生物多様性影響評価と食品・飼料としての安全性評価を行う必要がある．

1.1　生物多様性影響評価

1992年に，リオ・デジャネイロにおいて開催された国際会議は「地球サミット」と呼ばれ，この会議において，生物多様性の保全と生物多様性の構成要素の持続可能な利用，遺伝資源から生じる利益の公平かつ衡平な配分を目的とした「生物多様性条約」が提案されている．生物多様性条約の下に，バイオテクノロジーにより改変された生物（LMO：Living Modified Organisms，遺伝子組換え生物と科を超えた細胞融合生物）が，国境を越えて利用される際に，相手国における生物多様性への悪影響を未然に防ぐ目的で，バイオセーフティに関するカルタヘナ議定書（以下，「カルタヘナ議定書」とする）が，2000年に合意さ

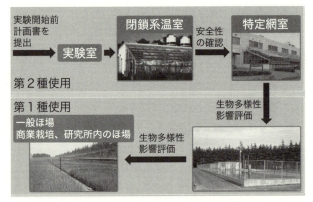

図2 安全性評価の流れと使用する施設

れた．日本も 2003 年にカルタヘナ議定書を批准し，その国内担保措置としてカルタヘナ法が施行された．

　GM 農作物を開発するには，実験室から閉鎖系温室，特定網室など外界から遮断された施設内で GM 農作物を利用する「環境中への拡散を防止する意図をもって行う使用」(第2種使用等) から始まり，フェンスなどで囲まれて管理された小規模なほ場 (隔離ほ場) や一般農家のほ場，または発芽可能な種子を輸入するなどの商業的な流通を行うなど，「環境中への拡散を防止しないで行う使用」(第1種使用等) へ進むこととなる (図2)．GM 農作物の栽培において生物多様性影響を及ぼす可能性があるとすれば第1種使用等であり，第1種使用等を行う前に，必ず閉鎖系温室や特定網室などで得られたデータを取りまとめて生物多様性影響評価結果を所管官庁に提出して，所管する大臣 (農作物であれば農水大臣と環境大臣) から承認を受けなければならない．

1.2　生物多様性影響評価の実際

　カルタヘナ法では植物，動物，微生物毎に評価すべき項目が定められていて，GM 農作物では，

① 競合における優位性：野生植物と栄養分，日照，生育場所等の資源を巡って競合し，それらの生育に支障を及ぼす性質
② 有害物質の産生性：野生動植物又は微生物 (以下「野生動植物等」という) の生息または生育に支障を及ぼす物質を産生する性質

③ 交雑性：近縁の野生植物と交雑し，導入遺伝子を近縁種に伝達する性質
④ その他の性質

を評価することになっている．

仮に，GM 農作物の競合における優位性が高まり，実際に野生化して周辺の野生植物を駆逐するようなことや，GM 農作物が作り出す有害物質によって周辺の野生動植物や微生物が死滅してしまうことがあれば，これは生物多様性に影響があると判断される．

生物多様性影響評価は，「競合における優位性」，「有害物質の産生性」，「交雑性」及び「その他の性質」について，「影響を受ける可能性のある野生動植物等の特定」→「影響の具体的内容の評価」→「影響の生じやすさの評価」→「生物多様性影響が生ずるおそれの有無等の判断」の手順で判断される．

一例として，鱗翅目（蛾や蝶の仲間）の害虫であるアワノメイガという害虫に抵抗性を持たせた遺伝子組換えトウモロコシ（以下，「GM トウモロコシ」とする）の評価を紹介する．この GM トウモロコシは鱗翅目昆虫に対する殺虫タンパク質を作るため，日本に生息する鱗翅目昆虫が「影響を受ける可能性のある野生動植物等」として特定される．次いで「影響の具体的内容の評価」として，殺虫タンパク質により日本の鱗翅目昆虫が減少または最悪の場合絶滅することが想定される．しかし，「影響の生じやすさの評価」としては，害虫でない鱗翅目昆虫は GM トウモロコシを食害しないことと，GM トウモロコシの花粉が飛散して蓄積する範囲が限られるため，鱗翅目昆虫がトウモロコシほ場の近辺に多少生息していたとしても影響を受ける範囲は限られていると結論される．最終的に，「生物多様性影響を生じるおそれはない」と判断されている．

ただし，安全性評価は個別審査であり，害虫抵抗性という特性を付与した場合でも，作物が異なれば状況は異なり，必ずしも前述した害虫抵抗性 GM トウモロコシと同じ判断になるとは限らない．

カルタヘナ法により安全確認が終了し，日本において商業栽培できるか，日本へ食品や飼料の原材料として輸入可能なものとして認可されている GM 農作物は，2014 年 11 月 6 日までに，ダイズ 16 系統，トウモロコシ 68 系統，ワタ 25 系統，セイヨウナタネ 12 系統，アルファルファ 3 系統，テンサイ 1 系統，パパイヤ 1 系統，カーネーション 8 系統，バラ 2 系統の 136 系統である．最新の情報は，農林水産省の第一種使用規程の承認状況ホームページ[4]の「承認さ

れた遺伝子組換え農作物一覧」から入手できる．なお，バイオセーフティに関するカルタヘナ議定書や安全性評価の経緯等については，巻末に示した参考図書を参照されたい．

2. 遺伝子組換え食品について
2.1 遺伝子組換え食品の安全性評価の考え方

　遺伝子組換え食品（以下，「GM食品」とする）や遺伝子組換え微生物等で製造した食品添加物の安全性評価は，厚生省（現厚生労働省）が1994年に組換えDNA技術応用添加物の安全性評価を行うための指針を策定し，それに基づき遺伝子組換え微生物で製造された酵素であるキモシンの安全性を確認し，1996年には，遺伝子組換え体（種子植物）の安全性評価に対応するために安全性評価指針を改定し，同年，遺伝子組換えダイズやトウモロコシなどのGM食品（7品目）の安全性を確認した．2000年より、それまでの指針による安全性評価から「食品衛生法」に基づく審査に変更し，2003年に食品安全基本法が施行され，食品安全委員会が発足したことに伴い，2003年7月1日以降，GM食品の安全性審査は食品安全委員会遺伝子組換え食品等専門調査会で行うことになった．

　食品としての安全性評価の基本的な考え方は，1994年にOECDにより示された「実質的同等性」である．すなわち，GM食品は多くの成分から構成されており，構成成分の全ての成分に安全性を科学的に評価することは困難である．一方，食経験のある既存の食品は，長い食経験に基づいて安全な利用方法が確立していることから，GM食品の安全性は，まず食経験のある従来品種と比較できるかを判断する．この最初の判断が「実質的同等性」である．その後，「既存の食品と比較して，品質特性，栄養素の種類と量，植物の持つ自然毒の種類と量，使用方法に変化がなく，導入された遺伝子由来のタンパク質にアレルギーなどの有害性がないこと．」を示し，その他の特性については，GM食品と遺伝子組換えする前の農作物の栄養成分等が同等であることなどを示すことで，安全性評価を行うという考え方である．近年，栄養成分を改変したGM食品が開発されており，例えば，飽和脂肪酸であるオレイン酸を高蓄積するダイズ「高オレイン酸ダイズ」がある．従来の評価の考えに加えて，高蓄積したオレイン酸を含む油の評価は，ダイズ油よりオリーブ油に近いためオリーブ油

を比較対象とし，その他の成分等については，宿主である非遺伝子組換えダイズを比較対象として評価することが合理的であるとの判断に至っている．また，高リシンを生産するGMトウモロコシのように代謝系を改変している場合，毒性化合物の生産量が増大しないか，非意図的にアルカロイド合成などが促進されて安全性に問題を生じないかが安全性評価のポイントとなる．

2.2 遺伝子組換え食品の安全性評価の実際

安全性評価は，導入遺伝子が作るタンパク質の安全性と，遺伝子組換えの前後で栄養素や有害成分に違いは生じていないか，の2点が評価の基本であるが，実際の評価項目は多岐にわたる．

タンパク質の安全性は，

① 既知のアレルゲンやタンパク毒性物質との相同性がないか

② 相同性がない場合であっても，新たなアレルゲン等でないこと

を確認する．相同性については国立医薬品食品衛生研究所アレルゲンデータベース (ADFS) を用いて既知のアレルゲンとの類似性検索などにより確認する．また，分解性については，人工胃液や人工腸液，さらに調理過程における加熱などによる分解性を評価する．これにより分解性が高く容易にアミノ酸に分解されれば，栄養分になるもののアレルゲン性等の可能性を否定される（図3）．さらに，遺伝子組換え作物と非遺伝子組換え作物栄養成分等や，作物としての利用部位や利用方法に変更がないかなどを評価して，安全性を確認する．

これらの試験で，ヒトの健康を損なう恐れがないと判断できない場合は，アレルギー反応の中心的役割を果たす免疫グロブリンE (IgE) が遺伝子産物（タンパク質）と結合する程度を検討して，アレルギー反応を起こす可能性を検討

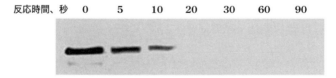

図3 導入遺伝子の作るタンパク質の安全性評価
（人工胃液による分解性試験）
タンパク質は100℃，5分間煮沸した後，人工胃液とともに37℃で0〜90秒間反応．
Okunuki et al.(2002) J. Food Hyg. Soc. Japan 43(2): 68-73 より引用，一部修正加筆

することになっている．また，導入遺伝子の供与体がアレルギー誘発性を持つ場合では，遺伝子産物（タンパク質）に対するアレルギー患者血清を用いたIgE結合能の検討で陰性結果が得られても，まだ安全性の証明が十分ではないと考えられた場合には，追加的に皮膚テストや経口負荷試験などの臨床試験データが必要とされる．さらに必要に応じて，

① 急性毒性に関する試験
② 亜急性毒性に関する試験
③ 慢性毒性に関する試験
④ 生殖に及ぼす影響に関する試験
⑤ 変異原性に関する試験
⑥ がん原性に関する試験
⑦ その他必要な試験（腸管毒性試験,免疫毒性試験,神経毒性試験,栄養試験等）

を必要に応じて課すことができる．GM食品は動物実験を行っていないため安全性に問題があると主張する方もいるが，これまで承認されているGM食品は，人工胃液や腸液，さらに熱分解性が高いことから，新たに作られるタンパク質が新規のアレルゲンとなる可能性はなく，上記の①～⑦の動物試験を行う必要は無いと判断され課せられていない．

さらにGM食品の安全性評価の詳細を知りたい方は，「遺伝子組換え食品（種子植物）の安全性評価基準」(http://www.fsc.go.jp/senmon/idensi/gm_kijun.pdf)を参照いただきたい．

2014年11月12日までに，安全性が確認されたGM食品は，ナタネ（19品種），トウモロコシ（200品種），ダイズ（17品種），ワタ（43品種），ジャガイモ（8品種），テンサイ（3品種），アルファルファ（3品種），パパイヤ（1品種）の合計304品種で，食品添加物は17品目になる．

承認状況に関する最新の情報は遺伝子組換え食品ホームページ[5]で確認できる．

3. 遺伝子組換え飼料の安全性

遺伝子組換え飼料および飼料添加物の安全性は，1996年に農林水産省が策定した「組換え体利用飼料の安全性評価指針」と「組換え体利用飼料添加物

の安全性評価指針」により評価されていた．しかし，安全確認していない GM トウモロコシ CBH-351 が飼料用として流通し社会的な問題となったスターリンク事件を契機に，2003 年 4 月から「飼料の安全性の確保及び品質の改善に関する法律」と「飼料及び飼料添加物の成分規格等に関する省令」による安全性確認が義務づけられた．さらに，2003 年 7 月に内閣府に設置された食品安全委員会遺伝子組換え食品等専門調査会において，遺伝子組換え飼料または飼料添加物を摂取した家畜の畜産物が，人の健康へ与える影響評価を実施することとなり，2004 年 5 月に「遺伝子組換え飼料及び飼料添加物の安全性評価の考え方」が示されている．

　2014 年 8 月 4 日までに，安全性が確認された遺伝子組換え飼料は，ナタネ（16 件），トウモロコシ（23 件），ダイズ（12 件），ワタ（17 件），テンサイ（3 件），アルファルファ（2 件）の 73 件と，飼料添加物は 6 品目である．

　なお，承認状況に関する最新の情報は農林水産省の「飼料の安全関係」に関するホームページ[6]から，「組換え DNA 技術応用飼料及び飼料添加物の安全性に関する確認を行った飼料及び飼料添加物一覧」をご覧いただきたい．

4. 遺伝子組換え農作物の受容への取組みと問題点

　日本は，2012 年において約 1,500 〜 1,600 万トンの GM 農作物を輸入していると推定され[2]，それにより我々の食生活が支えられている．食品安全モニターのアンケート結果では，2004 年には「ある程度不安を感じる」または「不安を感じる」という回答が 74.7% であったが，2012 年には 49.4% に減少し，「全く不安を感じない」または「あまり不安を感じない」が 49.5% となっている．徐々に GM 農作物の需要は高まっているようであるが，まだ多くの方が不安を感じているという結果が示されている．

　この不安の原因は何であろうか．消費者にとって GM 農作物がどのようなもので，その安全性がどのように確認されているかがわからない未知のものであれば，それに対して不安を感じると回答するのは当然のことに思われる．また，GM 食品の表示制度の結果として，「遺伝子組換えでない」という表示がよく見られることで GM 食品が「危いもの」という誤解を与えていることも原因かと思われる．さらに，GM 食品が危険とする様々な情報が飛び交っていることも，GM 食品に対する不安を煽っている．

4.1 遺伝子組換え農作物などの情報発信について

GM農作物などの国民理解を促すために適切な情報発信が必要である．近年，消費者と双方向コミュニケーションを行うことの重要性が指摘されて様々な試みがなされている．例えば，科学者と市民がコーヒーを片手に科学について気軽に語り合う，新しいコミュニケーションの手法として「バイオ・カフェ」などがある．筆者の所属している独立行政法人農業生物資源研究所では，実際の除草剤耐性ダイズや害虫抵抗性トウモロコシを見てもらうため展示ほ場で展示を行っている[2]．なお，コミュニケーションで重要なのは，理解を促すために適切な情報の提供や双方向の意見交換を図ることであって，GM農作物に関する情報や受容の押しつけになっていないことに留意すべきであろう．

4.2 GM農作物と非GM農作物の共存

カルタヘナ法による生物多様性影響の対象は野生動植物であり，栽培されている農作物や栽培農作物への影響は規制の範疇外のこととして考慮されていない．一方，GM農作物を栽培することによる風評被害等を未然に防止するなど，栽培や流通上の問題が生じないよう配慮する必要がある．

すなわち，GM農作物を栽培したくない農業者もいれば，GM農作物を栽培したい農業者もおり，さらに有機農業を営む農業者など様々な価値観を有する農業者がいるならば，既存農業とGM農作物の栽培との共存が必要になる．欧州では，2003年7月に欧州委員会より「遺伝子組換え作物と慣行・有機農業との共存に関するガイドライン」（2003/556/EC）が公表されている．日本の各地方自治体ではGM農作物の栽培を規制するための条例や指針などが策定されているが，GM農作物の栽培を規制している意味合いが強く，国内栽培における問題解決のための条例等になっているとはいいがたい[7]．

おわりに

GM農作物の生物多様性への影響評価やGM食品の安全性も，既存農業として栽培され農作物の環境影響や，食経験のある食品として利用されているものの安全性が評価の基本となっている．自然環境の最も大きな破壊者は農業と言われることもあり，それに比べてGM農作物およびGM食品が環境や人の健康にどのような影響があるかを考える必要がある．

例えば，GM トウモロコシの栽培が生物多様性に影響ありとする理由として，害虫も生物多様性の一つであるとする意見を聞いたことがある．害虫と呼ばれる生物も生物多様性の一員であることは間違いないが，農業において収量性や収益性を考えると害虫は駆除される対象でもある．既存農業で農薬によって害虫を駆除することは認められて，GM トウモロコシで被害を防ぐことが問題とされるならば，その違いは何であろうか．

　また，よく言われる「自然のものは体に良い」や「自然のものが安全」は本当だろうか．自然のものが必ずしも安全などと言うことはなく，例えば，植物は害虫や病害の攻撃を受けると防御のために様々な物質を作るが，それらの物質が本当に安全といえるのかなど，従来の農業や食品の有り様を冷静に考えて，GM 農作物や GM 食品を考える必要がある．

　遺伝子組換え技術は作物改良の一つの技術として，また将来の人口増加に伴う食料生産のための技術として，遺伝子組換え技術と GM 農作物が適切に利用されることが必要と思われる．

■参考文献

1) James, Clive. 2013. Global Status of Commercialized Biotech/GM Crops: 2013. *ISAAA Brief* No. 46. ISAAA: Ithaca, NY.
2) http://www.nias.affrc.go.jp/navi/index3.html
3) 日経バイオテク，『日経バイオ年鑑 2014』，日経 BP 社，2013．
4) http://www.maff.go.jp/j/syouan/nouan/carta/c_list/index.html
5) http://www.mhlw.go.jp/topics/idenshi/dl/list.pdf
6) http://www.maff.go.jp/j/syouan/tikusui/siryo/
7) 佐々義子，『日経バイオ年鑑 2014』，日経 BP 社，2013．

（田部井 豊）

第5章　食品添加物の利用と安全性

はじめに

　食品添加物の使用により，食品のおいしさや見かけ（味，香り，風味，色），栄養価は向上した．さらに食品の酸敗防止，腐敗防止作用により，過去頻繁におこっていた食中毒も激減した．このように食品添加物には多くのメリットがある．一方では食品添加物は食経験のある食品素材とは異なるため安全性に関し不安を感じている消費者も少なくない．この章では食品添加物とは何か，どのような働きをするのか，安全性はどのように評価されているのか，国はどのように食品添加物を管理しているのかを解説し，「食品添加物の安全性」について理解を深めることを目的とする．

1.　食品添加物とは

　食品添加物とは，食品衛生法により許可されたもので，食品の品質を向上させるために食品に添加するものである．食品衛生法の第2条では「食品添加物とは，食品の製造過程において又は食品の加工若しくは保存の目的で，食品に添加，混和，湿潤その他の方法によって使用する物をいう」と定義されている．
　食品添加物は次の基準を満たさなければならない．
　　①安全性が確認されている
　　②消費者に利点がある
　　③製造・加工に不可欠で食品の栄養価を維持する
　　④腐敗・変敗・化学変化を防止する
　　⑤色や香りを良くするなど付加価値を高める
　　⑥指定されている食品添加物以上あるいは別の効果をもつ（新しく登場した食品添加物の場合は）
　　⑦化学分析により添加を確認できるものでなければならない
　食品添加物は，

①厚生労働大臣が人の健康を損なうおそれのない食品添加物として指定した指定添加物（天然の添加物も含む）
②1996年の食品衛生法改正前から既に存在していた添加物ということで既存添加物名簿に記載されている既存添加物
③動植物から得られた食品の着香目的の天然香料
④本来食品であるが食品添加物として用いられる一般飲食物添加物（例：イカスミ，いちご果汁，寒天など）

の4つに分けられる．

現在，指定添加物432品目，既存添加物365品目，天然香料約600品目，一般飲食物添加物約100品目がある（2013年3月厚生労働省発表）．

食品添加物はその機能によって，次の様に使われている．食品の製造にかかわるものとして膨張剤，消泡剤，増粘剤，乳化安定剤，品質保持剤，保湿剤，pH調整剤，品質改良剤など．食品の加工に使用されるものとして，着色料，甘味料，調味料，香料，漂白剤など．食品の保存に関するものとしては，保存料，防カビ剤，酸化防止剤などがある．

2. おもな食品添加物のはたらき
2.1 食品の保存性を良くする食品添加物

保　存　料：微生物の増殖を抑え，食品の保存効果を高めて腐敗を防止する．殺菌作用はなく静菌作用（微生物の増殖を抑える）がある．
　　　　　例：安息香酸

防カビ剤：バナナや柑橘類の運搬・保存中に発生するカビを防ぐ．
　　　　　例：ジフェニル（DF），オルトフェニルフェノール，チアベンダゾール，イマザリル

これらには貯蔵容器中に防カビ剤を浸潤させた紙片をいれる，果物など食品を直接防カビ剤の溶液に浸す，ワックスに混ぜて使用，スプレーするなどいくつかの使用方法がある．

殺　菌　料：微生物を死滅させ，腐敗を防止する．
　　　　　例：過酸化水素，次亜塩素酸ナトリウム

毒性は強いが殺菌作用，漂白作用がある．殺菌料は加工助剤であるため最終的に食品に残らないようにしなければならない．

酸化防止剤：食品が酸化すると異臭，変色だけではなく毒性も生じる．そこで酸化防止の目的で使用される．

  例：BHT，BHA，エリソルビン酸

2.2 加工に使用される食品添加物（食品の味や風味を良くする）

甘　味　料：甘味を付与するもの．

  例：サッカリン，アスパルテーム，キシリトール

  サッカリンは砂糖の500倍の甘さで，甘さが口に長く残り，水に溶けにくい性質をもつ．チューインガムのみ使用が認められている．アスパルテームは砂糖の90〜200倍の甘さである．

調　味　料：食品に旨味を与える．

  例：L-グルタミン酸ナトリウム，5′-イノシン酸ナトリウム，5′-グアニル酸ナトリウム，クエン酸ナトリウム

  グルタミン酸ナトリウムはこんぶ汁の旨味成分である．

酸　味　料：食品に酸味を付与または増強させる．

  例：クエン酸，コハク酸

2.3 加工に使用される食品添加物（食品の見た目を良くし，魅力を増す）

発　色　剤：着色料と異なりそれ自体は色を持たないが，食品中の色素と反応してその色調を固定，安定化し，鮮明にする．

  例：亜硝酸ナトリウム，硝酸カリウム

  亜硝酸ナトリウムは発色作用だけでなく，重篤な食中毒を引き起こすボツリヌス菌の増殖を抑える．

着　色　料：天然の食品素材の色を長時間維持するのは難しく，通常は変色，退色する．そこで着色の目的で使用される．

  例：タール色素（食用赤色3号，食用黄色4号，食用青色1号など），三二酸化鉄（べんがら），二酸化チタン，クロロフィル誘導体，水溶性アナトー，βカロテン

漂　白　剤：食品中の天然色素，褐変物質などを分解，脱色，白色化する．

  例：亜塩素酸ナトリウム

香　　　料：食欲増進のため食品に香りを付与する．

例：l-メントール

2.4 製造や加工に必要な食品添加物
増粘安定剤：食品に粘調性を与える，乳化を安定させる，ゲル化させるなどの目的で使用される．
　　　　　例：アルギン酸ナトリウム
イーストフード：パンなどの製造時にイースト（パン酵母）の栄養源となるもの．
　　　　　例：塩化マグネシウム
乳　化　剤：油と水を乳化し，安定させる．乳化，分散，起泡などの作用がある．マヨネーズ，アイスクリームなどに使用されている．
　　　　　例：グリセリン脂肪酸エステル
pH調整剤：食品を適切なpH領域に保つ目的で使用される．
　　　　　例：酢酸ナトリウム

2.5 栄養価を高めるのに必要な食品添加物
栄養強化剤：加工，製造などの過程で失われた栄養素を補充することにより栄養価を高めることができる．
　　　　　例：ビタミン，ミネラル，アミノ酸など

3. 食品添加物のメリットとデメリット

　食品添加物を使用することにより，食品材料を収穫してから消費するまでの間に生じる腐敗，酸敗，劣化を防ぎ食品の保存性を確保することができる．また，品質を向上させ，嗜好を満足させる食品の提供が可能となる．さらに食品を安定して供給することができる．そのため，食品添加物は消費者，生産者双方から必要とされている．しかし一方ではその毒性など安全性に関して不安を感じている消費者もいる．ここでは，そのメリット，デメリットを見る．

■**メリット**：食品添加物の使用により微生物の増殖を抑制し，油の酸敗時間を延長させることが可能となり，食中毒などの事故が減少した（**事例1**）．また腐敗までの時間が延びたことで食品の栄養価も維持されるようになった．生産者にとっても，保存料や防カビ剤を用いることにより，食品の長期保存や輸送が可能になった．そのた

め食資源を廃棄することなく有効利用できるので経済的である．また色や香りをつけることにより食品の付加価値を高めることもできる．しかし，食品添加物はできる限り使用しない，使用する場合は必要最低限の量にすることが使用原則とされている．

事例1：変敗油脂による食中毒　食品添加物が適切に使用されていなかった時代（昭和30～40年代），油脂の変敗による食中毒がしばしばみられた．A社の即席やきそばを食べた69人が下痢，おう吐，腹痛，頭痛などの症状を訴えた．原因は油脂の変敗によるものであった．油脂の変敗により生じた物質は消化管からの吸収率が高く毒性が強いこともあり，ポテトチップス，揚げせんべい，即席ラーメンによる食中毒が当時しばしばみられた．しかし昭和60年代に入り，食品衛生法の施行の徹底，食品添加物の使用，不活性ガス充填，脱酸素剤等の使用により事故は大幅に減少した．

■**デメリット**：食品添加物は使用量によっては人体に有害なものもある．そのため保存料などある種の食品添加物には対象食品や使用量の制限などの使用基準が設けられていて，使用量や使用方法を間違えると毒性が現れることがある．またある添加物に対し感受性の強い人では微量でも毒性がでる場合がある（**事例2**）．

事例2：適正使用料を超えた調味料による体調不良　過去にB社の味付け昆布を食べた人が熱灼感，倦怠感などの症状を訴えた．そのため原因を調べたところ，当時昆布が値上がりしたため，某メーカーが昆布をグルタミン酸モノナトリウム（調味料）に浸したうえ，さらにそれをまぶして増量したことが原因であった．その他の例として，食品に食品添加物を用いるとその効果が著しいので，衛生管理がずさんになったケースもあった．また肉の鮮度など食品の品質のごまかしに悪用されるケースもあった．

複数の添加物による相乗毒性の問題も懸念されるが，現時点では心配ないとされている．我が国では食品添加物の個々の毒性試験以外に，いくつかの保存料，酸化防止剤などを組み合わせた試験も行っており，現時点では著しい相乗毒性は認められないと報告されている．現在，相乗毒性の心配はないと考えられてはいるが，新たな添加物も開発されてきているので今後とも注意をする必要はある．

4. 食品の安全性評価－リスクベネフィット－

　食品添加物が人の健康に及ぼす影響について科学的に評価することは重要である．食品添加物は人の健康を守るメリットがあると同時に過剰摂取などにより健康を害する場合もある．

　ブチルヒドロキシアニソール（BHA）は，酸化防止の機能があるため食品添加物として使用されている．しかし一方では，BHAを多量に摂取するとがんになるリスクも報告されている．そのため日本では油脂など限られた食品にしか使用できない．がんになるリスクと酸化した脂質を摂取した時の害をどのように評価したらよいか．

　そこで登場したのがリスクベネフィットという安全性評価の考え方である．これは1983年に登場した思想で，ある物質のヒトの健康への有用性と危険性に対するバランス評価を行いその使用を考えるものである．

　先進国ではBHAは使用する社会益が高いと評価され，BHAの使用制限をとらない国も多い．しかし，日本では逆にリスクを重視し，対象食品，使用量などについて使用制限している．

5. 食品添加物の成分規格と基準（使用基準，表示基準）
5.1 使用基準

　食品添加物には，規格と基準がある．規格は成分規格を示すことにより，一定の品質を確保するものである．基準とは食品添加物の製造，保存，使用方法，濃度を定めたものであり，製造基準，保存基準，使用基準，表示基準がある．中でも使用基準と表示基準が重要である．

　食品添加物の表示に関しては平成3年7月に食品添加物の全面表示規制が適用された．食品添加物の成分規格は食品添加物公定書（5年ごとに改定）に掲載されている．内容は，名称，化学構造式，分子量，含量，性状，確認試験法，純度試験法，含有量測定のための定量法などである．

　食品添加物の使用基準とは，対象食品，使用量，使用制限を限定したものである．使用基準のない食品添加物もある．

使用基準の例	品質改良剤：臭素酸カリウム 対象食品：パン 使　用　量：0.030g/kg以下 使用制限：最終食品の完成前に分解または除去すること

製造基準では天然香料と既存添加物について使用できる抽出溶媒の種類，およびその残存量が規定されている．

5.2 表示基準

表示基準には食品添加物そのものを容器に表示すべき基準と，食品添加物を使用した食品の容器・包装に表示すべき基準とがある．食品添加物を使用した食品は一部の例外を除いて原則として食品添加物を表示しなければならない．表示方法は物質名表示，用途名併記，一括名表示がある（**図1**）．

(1) 物質名表示

物質名表示は食品添加物の化学名が主体であるが，消費者にわかりやすいように簡略名，類別名が決められておりそれで表示してもよい．物質名表示の例として，クチナシ黄色素→カロテノイド色素，チアミン塩酸塩→ビタミンB_1，dl-α-トコフェロール→ビタミンEなどが挙げられる．

(2) 用途名併記

用途名併記は食品添加物の物質名だけではなく，用途も併せて表示したほうが消費者にわかりやすいもの（例えば甘味料，着色料，保存料，酸化防止剤，増粘剤，漂白剤，発色剤，防かび剤）に対して行われる．用途名併記の例として，甘味料（サッカリンNa），着色料（コチニール）などが挙げられる．

(3) 一括名表記

pH調整の目的で酢酸，炭酸水素ナトリウムなどを使用した場合，物質名ではなく「pH調整剤」のように一括名で表示ができる．香料などのように複数

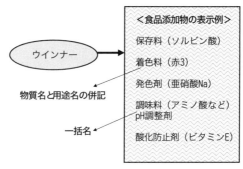

図1　食品添加物の表示例

の配合で役割を果たすものや有機酸,アミノ酸も一括名による表示ができる.また,調味料を混合して使用した場合には代表的なものを記載してもよいことになっている.一括名表示の例として,調味料(核酸等),イーストフード,かんすい,酸味料,調味料,乳化剤,pH調整剤,豆腐用凝固剤などが挙げられる.

(4) 表示の免除

食品添加物の表示が免除されるものがある.ビタミン類,ミネラル類などの①栄養強化剤と②キャリーオーバー,③加工助剤,④容器や包装の面積が30cm^{2}以下のもの,⑤デパートやスーパーマーケットでの量り売り食品のように包装されていない食品は,原則として表示の義務はない.

キャリーオーバーとは食品添加物を含む食品を他の食品の加工に用いた場合,加工した食品に持ち越された元の食品に含まれる食品添加物のことである.キャリーオーバーとみなされるには,持ち越された添加物が効果を発揮する量まで含まれていない必要がある.

加工助剤には油脂の製造に用いられるヘキサンなどの溶剤がある.加工助剤は食品を加工する工程で除去され最終食品には残存させない.

6. 食品添加物の安全性試験

食品衛生法により健康に害のある食品添加物の使用,製造,販売等は禁止されている.食品添加物の安全性の評価は次のように行われている.

まず実験動物を用い,食品添加物の濃度を変えて生涯に渡って与え,毒性が現れない最大量である**無毒性量**(No-Observed Adverse Effect Level,NOAEL)を求める.次にこの値に人と動物の種差,個人差を考慮し1/100をかける.これを人の**1日摂取許容量**(Acceptable Daily Intake; ADI)とし,ADIを下回ることを考慮し,食品添加物の使用基準を決定する.ADIは体重1kgあたりの1日の許容摂取量(mg/kg/日)で表される.

食品添加物の安全性を評価するための毒性に関する安全性試験として**一般毒性試験**(急性毒性試験,亜急性毒性試験,慢性毒性試験),**特殊毒性試験**(繁殖試験,発がん性試験,催奇性試験,変異原性試験),**生化学試験**(薬理試験)などがある.

急性毒性試験は,被験物質の量を変えて1回だけ実験動物に与えた時の毒性を試験するもので,被検物質のおおよその毒性を判断できる.また実験動物の

50％が死亡する量である LD_{50} が求められる．

亜急性毒性試験は実験動物の平均寿命の約 1/10 にわたって被験物質を投与し毒性をみる．

慢性毒性試験は実験動物に被験物質をほぼ全生涯投与して影響をみる．

変異原性試験には細菌を用いるエームズ試験（Ames test）や，哺乳類の培養細胞を用いて染色体異常を起こす性質をみる試験などがある．

発がん性試験は実験動物のほぼ全生涯にわたり被験物質を与え，発がんの有無をみる試験である．

繁殖試験は繁殖に及ぼす影響をみるもので生殖腺の機能，受胎，出産後の新生仔の生育などに及ぼす被験物質の影響を試験する．

催奇性試験は妊娠した動物に被験物質を与え胎児への影響を調べる試験である．

食品添加物の安全性を評価するため，毒性の他に体内動態，1日摂取量に関する情報も求める．食品添加物の体内動態に関しては，食品添加物が体内に入った後の吸収・分布・代謝・排泄を推定する目的で行われる．1日摂取量に関しては，使用基準に従って食品添加物を使用した時に，ADI 以下に抑えられるか否か，情報を得るために行われる．

7. 食品添加物の指定と削除

2012年12月末には新たに7品目が指定された．新たに開発された食品添加物は，有効性，安全性，使用基準，物理化学的性質，成分規格に関する資料を揃え，申請し，厚生労働大臣による指定を受けなければならない．その流れを図2に示した．指定の可否は薬事・食品衛生審議会によって検討される．また内閣府の食品安全委員会で健康への影響に関する評価が検討される．

国によって食品添加物の指定が異なると貿易上大きな問題になる．そこでFAO（国連食糧農業機構）とWHO（世界保健機構）の合同専門委員会が設けられ食品添加物に関する様々な問題を検討し，各国に勧告している．FAO/WHO合同食品添加物専門委員会 JECFA（JointFAO/WHO Expert Committee on Food Additives）は各国から食品添加物の安全性，毒性に関わる情報を収集し検討している．

厚生労働省は，企業からの指定の要請がなくても，国際的な調和をとるため，

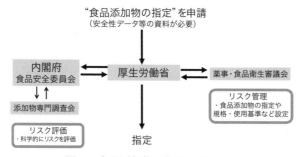

図2　食品添加物の指定の主な流れ

JECFAで安全性が確認され，米国，EU等で使用が認められており，国際的に必要性が高いと考えられる特定の添加物については，指定を検討している．

科学技術の進歩に伴い分析精度が向上した．そのため，食品添加物は指定されたものでも必要に応じて再評価が行われ，安全性に問題があるものや使用実態がなく必要がなくなったと判断されたものは削除される．そのために平成15年にはコウジ酸が，平成16年にはアカネ色素が削除された．

8. 食品添加物の摂取状況

食品添加物の摂取量の調査には，マーケットバスケット法，使用基準と加工食品の市場調査や消費量から求める方法，市販食品中の濃度調査法などがある．マーケットバスケット法は，食品添加物の1日の平均摂取量を推定するための調査方法であり，モデル献立に応じて，スーパーマーケット等で食品を購入し，その中の食品添加物を分析して測り，その結果に喫食量を乗じて摂取量を求めるものである．

厚生労働省では，2012年にマーケットバスケット方式による10種類の保存料，14種類の着色料の1日摂取量調査を行った．その結果，今回調べた食品添加物の摂取量は，いずれの年齢層においてもADIから計算される1人当たりの一日摂取許容量を大きく下回り，安全性上特に問題はないことが確認されている．

9. 食品添加物の発がん性・毒性とその対策

食品添加物の発がん性に関して，発がん性が認められた甘味料ズルチン，サ

イクラミン酸塩（チクロ）は，食品添加物の指定から削除された．ズルチンではマウスの肝臓腺腫，チクロでは犬の膀胱がん発症が認められた．また，殺菌料であり漂白作用のある過酸化水素では，ラットの十二指腸にがんが認められた．そのため使用するにあたり最終食品の完成前にこれが分解または除去されていなければならないという使用基準が設けられた．

　その他，動物実験においてアルミニウムの多量の投与は腎臓などに影響することが報告されている．そこで，一部の菓子パンなどに用いられている膨張剤（ベーキングパウダー）は，硫酸アルミニウムカリウムなどアルミニウムを含むものもあるので，国際的には使用の低減化が取り組まれている．

10. 食品添加物の行政による監視・指導

　食品添加物の製造所には食品衛生管理者を置くことが義務づけられている．また，食品添加物の規格や使用基準などを満たしているかは，地方自治体の衛生研究所や保健所の食品衛生監視員により監視と指導が行われている．輸入食品の場合は厚生労働省の検疫所で行われている．違反した場合は，食品衛生法違反として取り締まられる．

11. 輸入食品と食品添加物

　厚生労働省が発表した2012年度の輸入食品の届出件数は218万件，違反件数は1,053件（違反率は届け出件数の0.05％）であった．そのうち食品添加物にかかわる違反は184件であった．不合格と判断されたものは廃棄，積み戻しの措置がとられた．

　過去の違反に関しては，
① 外国では使用が許可されているが日本では不許可のものの使用
② 過去に許可されていたが食品衛生法の指定から削除されたものの使用
③ 予想外の化学物質が添加されたもの
④ 過量使用
⑤ 過量残存

がおもな違反品とみなされる．この中で圧倒的に多い違反は，①のケースである．①の例として諸外国では許可されているが日本では不許可の酸性タール色素（キノリンイエローなど）の菓子類，清涼飲料水からの検出がある．②の例と

して台湾からの梅加工品からチクロが検出された事例が挙げられる．③の例として，高級ワインの味になるジエチレングリコールが検出された輸入ワイン（オーストリア産），メラミンが検出された中国の乳児用調製粉乳（**事例3**）などが挙げられる．違反の原因としては日本，外国，国際規格の相違や輸出入国に対する日本の規格基準情報交換が行きわたっていない場合や予想外の化学物質の不正使用等が挙げられる．

> **事例3：ミルクへのメラミンの不正混入**　平成20年中国にてメラミンが不正に混入された乳児用調製粉乳の摂取による腎結石等の被害が，中国政府から報告された．その被害数は約29万人にのぼるといわれている．WHOによると，見かけ上のタンパク質含量を増やすためメラミンを故意に添加していたことが判明している．メラミンは，タンパク質でも食品添加物でもない．メラミンはメラミン樹脂の原料として使用されているもので，それ以外にも接着剤，難燃剤など工業用途に幅広く用いられている．

メラミンの不正混入の件に関しては，世界的にも大きく取り上げられ，コーデックス（Codex）委員会や厚生労働省，食品安全委員会では国内外の関係機関等と連携して情報収集に努めた．コーデックス委員会や厚生労働省では食品中のメラミン濃度の限度を設けるなどの方策を取った．食の安全を守るためにも今後も迅速な対応が求められる．

■参考文献

1) 厚生労働省，食品衛生研究，2013: **63**(8); 56-58.
2) 厚生労働省医薬食品局食品安全部，食品衛生研究，2013: **63**(3), 13-18.
3) 森下よし之，食品衛生学，朝倉書院，1999.
4) 細貝祐太郎ら 監修，食品添加物，中央法規出版，2001.
5) 小笠原和夫ら，食品衛生学，三共出版，2002.
6) 緒方正名ら，食品衛生学，朝倉書店，2002.
7) 細貝祐太郎ら 監修，食中毒，中央法規出版，2001.
8) 石綿　肇，食品衛生の科学（熊田薫ら編集），理工図書，2011.
10) 厚生労働省 HP http://www.mhlw.go.jp/　2014.
11) 清水俊雄，食品安全の制度と科学　同文書院．2006.
12) WHO HP http://www.who.int/foodsafety/fs_management/Melamine.pdf 2008
13) 食品安全委員会，メラミン等による健康影響について，2009.

（江頭祐嘉合）

第6章　放射性物質による食品汚染を考える

1. 問題の所在

　放射性物質による食品汚染の問題は，汚染食品の飲食による内部被ばく線量の増加とその健康リスクの問題に帰着する．放射性物質そのものが危険物・有害物質なのではなく，大量の放射性物質は強い放射線を出すから危険・有害なのである．放射性物質の有無ではなく受ける線量の評価が重要である．今回の原子力発電所事故の影響による放射性汚染食品は，病原性微生物で汚染された食品や毒魚・毒キノコなどとは全く異なり「ただちに健康に影響がある訳ではない」．あくまでも，推定される内部被ばく線量における低線量放射線被ばくの健康リスク（発がんリスク）として捉えられなければならない．今回の事故の影響で農作物などを汚染した放射性物質は，もしそれが放射線を出していなかったら到底検出できないくらいの極微量であり，元素としての有害性の懸念はまずあり得ない．

　放射線被ばくのないところには被ばくの影響はないが，人類誕生の遥か以前から地球上で被ばくのないところはない．内部被ばく線量も太古から現在までゼロであったことはなく，今後もゼロではない．一方，大量に放射線を被ばくすれば人は死亡する．同様に，体内のがん患部だけに放射線を当てればがん細胞を殺すことができるし，食中毒菌や腐敗菌は放射線で殺菌・滅菌することができる．

　そして，被ばく線量と健康影響の関係は，広島・長崎の原爆被爆後生存者の生涯追跡調査やチェルノブイリ事故等の過去の経験から学ぶことができる．

2. 放射線とは

　放射線や放射能は，得体の知れない不気味なものではない．物理法則に貫か

第6章 放射性物質による食品汚染を考える

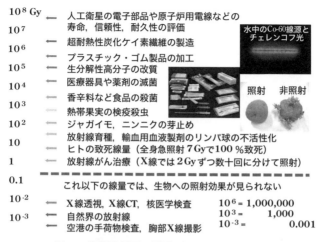

図1 放射線利用の線量（単位：グレイ（Gy））

れた自然現象であり，大宇宙と自然界の姿そのものである．19世紀末に偶然発見され，原子の内部構造を解明する20世紀の物理学の扉を開いた．今や人類は放射線の起源と物体への作用の原理を解明し，医療，農業，工業など社会の中で様々に活用されている（**図1**）．ちなみに図1の「これ以下の線量では，生物への照射効果が見られない」とある低線量域での利用法としては，X線透視，X線CT，核医学検査などがある．それらは，体外から照射した放射線の透過性の違いから体内の構造や組成を画像化したり，PET診断のように体内に投与した放射性薬剤から出る放射線を体外で検出してがんなどの病変部の有無やその位置を検出する技術であり，放射線の生物作用を期待してのものではない．

そして，放射線防護とは，放射線障害の発生を最小限に抑えながら社会の中で放射線を安全かつ有効に利用していくための知恵と工夫である．

2.1 放射線の定義と分類

放射線とは，広義には，空間を伝わるエネルギーの流れであり，狭義には，物質を電離（イオン化）する能力を持つエネルギーの流れ（電離放射線）である．この意味で，電離放射線の性質と作用を同時に示し，「物体に束縛されずに空間の中を自由に走り，物体を構成する分子・原子の中を透過しながら，ごくま

れに電子を弾き飛ばしてイオン化するもの」などと定義できよう．法律上の放射線の定義は「直接または間接に空気を電離する能力を持つ電磁波又は粒子線」とされている．

電離放射線は大まかに以下の三つに分類できる．

1) 極めてエネルギーの高い光子（極めて振動数の高い＝波長の短い電磁波）

光子のエネルギーは電磁波の振動数に比例し，約 10^{16} Hz 以上で紫外線から X 線と呼び名が変わる．なお，X 線も γ 線（ガンマ線）も実体は同じ高エネルギー光子線であり，電子の状態の遷移（状態の変化）によって発生するものを X 線，原子核の状態の遷移によって発生するものを γ 線と言う．

2) 極めて高速（およそ 10^3 km/s 以上）**の荷電粒子**

ウランなどの原子核から放出される α 線（アルファ線）は高速のヘリウム 4 (^{4}He) 原子核の流れであり，β 線（ベータ線）は高速の電子の流れである．熱電子や，電子を剥ぎ取られるなどして電荷を持つようになった原子（イオン）を人工的に加速したもの（電子線，イオンビーム）も放射線となり，そのような装置を加速器（法律上は，放射線発生装置）と言う．

3) 中性子

自然界では，宇宙線と大気との衝突で発生し，大気中で炭素 14 (^{14}C) や三重水素 (^{3}H，トリチウム) などの天然放射性核種を産生する．核種とは，陽子と中性子の数で決まる原子核の種類のことである．中性子はウランの核分裂でも発生する．中性子は電荷を持たないので原子の内部にも容易に入り込み，低速域では物質中の原子核への捕獲反応で放射性物質を生成する．高速域では主として水素原子核への弾性衝突で弾き出された「反挑陽子」，すなわち自分とほぼ同じ重さを持つ中性子に衝突され，中性子から運動エネルギーを受け取って，まるでお弾きのように飛び出した水素の原子核（＝陽子）が，今度は陽子線となって周囲の物質にエネルギーを付与する．

2.2　放射能と放射線の単位

不安定な原子が余分なエネルギーを放射線の形で放出して安定な原子に変わる変化を放射性壊変（崩壊）といい,そのような原子を放射性物質（放射性核種,放射性同位元素)，その能力を放射能とよぶ．1 秒間に 1 個の放射性核種が壊変する放射能を 1 ベクレル（Bq）という．古い放射能の単位：キュリー（Ci）で

は，ラジウム 1 g に相当する放射能を 1 キュリーとしていた．1 キュリーは（1 Ci = 3.7×10^{10} Bq）370 億 Bq となる．

　ある放射性物質が N 個の原子からなるとき，1 秒間に壊変する割合を λ（壊変定数）とすれば，放射能 $A = \lambda N = - dN/dt$ となる．最初の時刻における原子数を N_0，時間 t における原子数を N とすれば，$N = N_0 e^{-\lambda t}$ であるから，半減期を T（秒）とすると，$\lambda = 0.693/T$ の関係が成り立つ．この関係を用いて，例えば半減期 30 年のセシウム 137（^{137}Cs）の 1 Bq は何個の原子から成るか，食品中に 100 Bq/kg という時の濃度はいくらか，容易に計算できる．しかし放射性物質の量は，重さや物質量（原子数）ではなく放射能，毎秒の壊変率で表すのが合理的である．

　放射線は，物質を透過しながら，ごくまれに物質と相互作用する．物質との相互作用とは，例えば高エネルギー光子と軌道電子の衝突（コンプトン効果）などを介した極めて局所的な電離（電子が弾き飛ばされること．イオン化）や励起（電子が以前より高いエネルギー状態に押し上げられること）によるエネルギー付与である．コバルト 60 の γ 線が水分子の電子に衝突する確率は衝突断面積（分子・原子と電子の古典的断面積比）×標的密度（電子密度）で求められ，約 1 億個の水分子を通過する中で 1 回だけ電子に衝突して弾き飛ばす（電離する）計算になる．これがガンマ線の透過力の高さの理由である．

　一方，電子線や α 線などの高速荷電粒子の場合は，物体中の電子を直撃しなくても，クーロン力すなわち 2 つの荷電粒子間に働く力が距離の逆二乗に反比例して作用する．このとき，電子と電子など同じ符号（−）の電荷を持つ粒子同士の場合は斥力，陽子（＋）やアルファ粒子（2＋）と電子（−）のように異なる符号の電荷を持つ粒子の間には引力が作用する．電子線や α 線は，軌道電子に衝突しなくても，このクーロン力が十分に作用する距離に近づいただけで電離や励起を起こせるため，通り過ぎながら力を及ぼす電子の数が多く，通った距離当たりのエネルギー付与量は γ 線より大きくなり，その一方で放射線の飛程は短く（透過力は小さく）なる．いずれにせよ，与えられたエネルギーは最終的には熱に変わる．物質 1kg あたり 1 ジュール（J）のエネルギーが吸収された場合に吸収線量 1 グレイ（Gy）と表す．

2.3 吸収線量の単位と健康リスク評価と線量の単位：グレイ（Gy）とシーベルト（Sv）

人体に放射線が当たったときの健康影響の程度やリスクは，物理的なエネルギー付与量すなわち吸収線量（Gy）が同じでも，放射線の種類やエネルギーによって，またそれを受ける人体組織によっても異なるため，吸収線量（Gy）ではなく実効線量，等価線量，個人線量当量，預託実効線量などの様々な便宜的な線量概念を用いて評価する．

実効線量とは，人体が様々な異なる種類の放射線を色々な状態で浴びた場合の，各臓器や全身の健康影響の程度やリスクの大きさを足し合わせてその個人の影響の有無ないしリスクの大きさとしてざっくり見積もるとともに，放射線作業に従事する場合などに放射線障害の発生を未然に防ぐ目的で，基準を定めて累積線量で健康管理するための，すなわち放射線防護上の目安としての仮想的な線量であり，単位はシーベルト（Sv）で表される．全身に γ 線を一度に 1 Gy 浴びた時の実効線量が 1 Sv に相当する．

等価線量とは，受け取った物理的エネルギー（吸収線量）が同じでも，陽子線や α 線の場合はガンマ線の影響よりも大きいなどの違いを取り入れて換算された線量で，[等価線量] = [吸収線量] × [放射線加重係数] と定義される．先述した実効線量は，人体の各臓器での等価線量を全身の主要な臓器について重み付け平均したものであり，[実効線量] = Σ（[組織加重係数] × [等価線量]）と定義される．これらの実効線量や等価線量は，放射線防護上の線量の基準値や目標値を表現するためのもので，合わせて「**防護量**」と呼ばれる．

しかし，上記の実効線量にせよ，組織等価線量にせよ，放射線防護の目的で決めた基準を超えていないかどうかを直接測定して確認することはできない．そこで，代替として定義されたものが「実用量」である．実効線量に対応する実用量が「**周辺線量当量（1cm 線量当量）**」と「**個人線量当量（1cm 線量当量）**」であり，皮膚の等価線量に対応する実用量が「**方向性線量当量（70μm 線量当量）**」と「個人線量当量（70μm 線量当量）」である．

これらの実用量は，いずれも，空間線量測定器（サーベイメータ）や個人線量計などを用いて測定した場合に，必ず過大評価になるように工夫されているため，線量を評価する現場では，測定あるいは計算された実用量の『シーベルト』の値が，線量限度などの防護量の『シーベルト』より低ければ，線量限度

に関して法令を十分に遵守している，あるいは，線量の目安や目標値を超えていない，と自信を持って判断することができる．

以上は放射線の外部被ばくと内部被ばくの区別無く定義されている線量である．

また，「預託実効線量」とは，放射性物質を食べたり飲んだりした場合の内部被ばく線量を評価する目的で，体内に取り込まれた放射性物質の体内での分布の違いによる各臓器が受ける線量の違いを考慮するとともに，時間とともに体外に排出される過程で将来にわたって受ける線量も全て計算に含め，一生分の累積線量（大人は50年間，子どもは70歳になるまで）を前倒しで一度に受けたと仮定して評価する「実用量」のことである．

これらの単位はいずれもシーベルト（Sv）で表されるが，上述したように目的に応じて様々に使い分けられているため，単純に比較することはできない．表現された数値がどの線量を示す「Sv」なのか，注意が必要である．

どの「Sv」も，物理量ではなく，目的に応じて様々な仮定に基づいて補正され，しかも必ず安全側に（リスクを過小ではなく必ず過大に）評価するように設定された，ある意味では根拠のあいまいな尺度であり，人体が様々な放射線を様々な条件で浴びた場合の，各臓器や全身の健康影響の程度やリスクの大きさを見積もるための，放射線防護上の目安として用いられる．例えば体の各部位での局所的な被ばくのリスクを合計して評価する目的や，外部被ばくと内部被ばくのリスクを合計して評価する目的で用いられる．

2.4 自然界の放射線

地球には天然の放射性物質が存在し，我々は常に自然放射線を浴びている．農作物にも食品にも，もちろん人体にも，カリウム40（^{40}K）などの天然の放射性物質が含まれている（図2）．日本で平均的に自然界から受ける放射線量は，宇宙から約0.3 mSv/年，地面や建物から約0.3 mSv/年，空気中の放射線ラドンから約0.5 mSv/年，食物と自分自身の体から約1.0 mSv/年，合計年間約2.1 mSv/年と推定されている[1]．加えて平均して約数mSv/年の医療放射線も受けている．

日本国内の宇宙線量は，緯度による違いはほとんどないが，標高が高くなるほど強さが増し，高い山では平地の2倍〜数倍となる．地面や建物からの自然

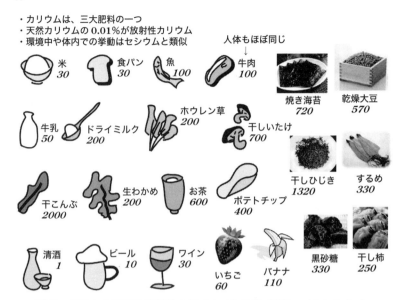

図2 食物中の天然の放射性カリウム 40 の量（単位：ベクレル/kg）

放射線は，その表面の成分，すなわち地表の砂や土や岩石，舗装材，建材の種類によって大きく異なり，天然の放射性物質であるカリウム 40 などの含有量に左右される．建物が木造かコンクリートかで室内の線量は大きく異なる．ビル街や地下街では高く，見晴らしの良い平地や岬では低く，地面（湖底，海底）からの放射線が水で遮蔽される水面上では特に低くなる．

日本では欧米と比べて空気中のラドンによる内部被ばく線量が小さく，食物からの内部被ばく線量が大きいのが特徴である．ラドンの吸入量はその地域の地質成分に大きく依存するが，それに加えて，風通しが良く地下室が少ない日本の住宅事情が寄与しているものと考えられる．食物からの線量が高いのは，ポロニウム 210 (^{210}Po) などの天然放射性物質をより多く含む魚介類を多く摂る日本の食習慣によるところが大きいと考えられる．

3. 放射線の人体影響と放射線防護

放射線防護とは，放射線障害の発生を最小限に抑えながら放射線を利用することである．放射線は細胞を傷つける恐れがあるので，強い放射線は生物にとって危険である．これを逆手にとって，医療器具や食品容器の放射線殺菌・滅

菌，放射線がん治療などに利用されている．放射性物質はそれ自体が有害なのではなく，大量に存在して強い放射線を出す場合に限って有害である．危険かどうかはあくまでも受けた放射線の量（線量）で決まり，自然放射線か人工放射線かは全く関係がない．放射線の影響はその量に依存する．放射線の影響を過小評価してはいけないが，心配し過ぎてもいけない．微量の放射線の人体への影響は，あまりにも小さく，有害か有益か，検証は困難である（これは，放射線の作用が未解明というより，生体応答の複雑さによる）．そこで，放射線防護の考え方では，規制のための予防的指針として，比較的高い線量の被ばくで線量に比例して増加することがわかっている放射線の発がんリスクが，疫学調査ではリスクの増加が検出できない線量以下でもやはり線量に比例して減少しながらも存在すると仮定し，「これ以下の線量では影響はない」という閾線量は存在しないと仮定する，LNTモデル（Linear Non-Threshold, 閾値無し直線モデル）を採用している．

3.1 外部被ばくと内部被ばく

体の外部から放射線を受けるときを外部被ばく，放射線源が体内にあるときを内部被ばくという．放射線の種類によって届く範囲（透過力）が異なるため，人体の各臓器や細胞が受け取る線量を推定する方法が外部被ばくと内部被ばくでは異なるが，シーベルト（Sv）で表された線量が同じなら人体への影響やリスクの大きさも同じである．

内部被ばくの線量（Sv）は，体内に取り込まれた放射性物質が次第に体外に排出される過程で将来にわたって受ける線量もすべて計算に含め，一生分の累積線量（大人は50年間，子どもは70歳になるまで）を前倒しで一度に受けたと仮定した預託実効線量で評価する．体内に取り込まれた放射性物質が体外に尿などを介して排出されることで半分に減るまでの期間を生物学的半減期といい，その核種に固有の物理学的半減期と比べて短い方の「半減期」が内部被ばく線量を左右する．

3.2 確定的影響（組織反応）と確率的影響（発がんリスクの増加）

放射線障害，すなわち人体への悪影響は，確定的影響（組織反応）と確率的影響（発がんリスクの増加）に分けられる．

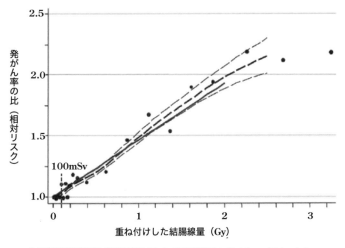

放射線影響研究所「原爆被爆者における固形がんリスク」 図1 より
http://www.rerf.or.jp/radefx/late/cancrisk.html

図3 広島・長崎原爆被爆生存者（LSS集団）の固形がん増加の線量応答

 もともと生物の遺伝子（DNA）は，放射線や紫外線以外に，呼吸で生じる活性酸素，食品中に含まれる様々な天然の発がん物質などによって絶えず損傷を受けている．そこで生物は，進化の過程で，DNAの損傷を修復する仕組みと異常な細胞を取り除く仕組みを獲得してきた．

 しかし，一度に大量の放射線を浴び，生体の防御能力の限界を超えて生命活動の維持に必要な細胞数が減りすぎると，貧血，脱毛，不妊などの機能障害が起きる．これが確定的影響であり，それぞれの障害が現れる最低線量「閾値」がわかっている[2]．

 確定的影響が現れない範囲でも，一度に100〜200 mSv以上の放射線を受けると将来の発がんリスクが線量とともに直線的に増加する（**図3**）．これが確率的影響であり，線量に比例するのは症状の重篤さではなく発症頻度である．

 広島・長崎の原爆被爆後生存者の生涯追跡調査から，LNTモデルが正しければ，100 mSvの原爆放射線の被ばくでは，がん死のリスクが約0.5％増加すると推定されている．しかし，100〜200 mSv以下の線量（低線領域）では，他の様々な発がんリスク因子の影響に紛れてしまい，本当に影響が有るか無いかは疫学的には証明できない．これは，決して「どんな大きな影響があるのか

よくわかっていない」という意味ではなく,「がんが増える」という証拠が一つもないからと言って「増えない」とは科学的に断言できない,という意味に過ぎない. 100 mSv 以下の影響は, 100 mSv の影響より確実に小さい. そして, 1 mSv/年や 20 mSv/年などの基準は, それ以下なら安全, それを超えると危険, といった境界線ではない.

放射線を受けたヒトの子孫に対する遺伝的影響は, 高線量であっても確認されていない.

3.3 長期慢性被ばくの影響は急性被ばくより小さい

低線量(率)放射線の長期慢性被ばく, すなわち放射線をゆっくり受ける場合は, 同じ線量を原爆のようにごく短時間で一度に受けた場合よりも人体への影響が小さいことがわかっていて, 動物実験などでは 1/2 ～ 1/10 になる. インド南西部のケララ地方の自然放射線が高い地域 (4 ～ 70 mGy/年) の住民の疫学調査では, 累積線量が 500 mSv を越える集団でも発がんの増加は認められていない.

3.4 なぜ生物は放射線に弱いか

放射線をセルロースやポリエチレン, ゴムなどの高分子材料に照射すると, 物質中のごく一部に反応性に富んだ活性点が導入され, 高分子鎖の切断, 分子間の架橋による三次元の編目構造の形成, グラフト重合(基材となる高分子に

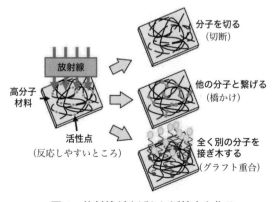

図4 放射線がまばらに活性点を作る

全く別の分子を接ぎ木する反応）の結果，その性質を劇的に変化・向上させることができ，工業的に利用されている（**図4**）．

同様に，生物のDNAも一種の高分子であり，放射線照射によって全体を加熱する場合などと比べるとごくわずかなエネルギーでDNA鎖切断を導入できるというのが放射線殺菌の原理である．代表的な殺菌線量である10 kGyを照射したときの温度上昇は，10 kGy = 10,000 J/kg = 2.4 cal/gであるから，水の場合は高々2.4℃に過ぎない．そのため生鮮品や冷凍品の殺菌処理も可能である．逆に，熱いお茶をひと口飲んだときに受け取るわずかな熱エネルギーが，仮にγ線の全身急照射の形で与えられたら，ヒトの致死線量の数倍に相当することになる．

すべての生物が遺伝情報の記録媒体として超巨大分子DNAを持っていて，細胞分裂の度にその完全に正確な複製が必要という宿命が，生物がなぜ放射線に弱いのか，言い換えるとなぜわずかなエネルギーで放射線殺菌ができるのか，の説明となる．同時に，すべての生物は自然の放射線環境の中で進化してきたのであり，ヒトも含め現在地球上で繁栄を謳歌しているすべての生物は，日常的な自然放射線被ばくで生じる程度のDNAの傷は易々と修復する能力を持っていることも忘れてはならない．

参考までに，ヒト培養正常細胞を用いた実験では，1 Gyのγ線急照射によって，細胞当たり約30ヶ所のDNA二重鎖切断が生じる．これは，細胞内で自然に毎日生じているDNA二重鎖切断数（約10カ所/細胞・日）のおよそ3倍にあたる．このことから「ヒトの体内では毎日約0.3 Svの放射線被ばくに相当するDNA損傷が起きている」と単純に結論することはできないが，その10分の1に当たる30 mSv程度を被ばくしてもそう大した問題は起きそうにない，ましてや1年間かけて合計30 mSvくらいなら何も起きる訳がない，という感覚を多くの実験生物学者が持っていることも理解できるのではないだろうか．

3.5 放射線防護のポリシー

確定的影響については閾値が明らかとなっていて，受ける線量が閾値を越えないようにすれば確定的影響は起きない．

確率的影響については，放射線の影響を絶対に過小評価しない，必ず過大に（安全側に）評価するという鉄則を放射線防護の基本方針とし「どんなにわず

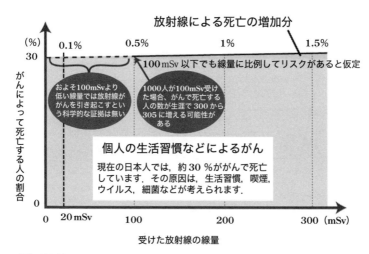

(独）放射線医学総合研究所HPより（http://www.nirs.go.jp/information/ga/ga.php）

図5 放射線によるがん・白血病の増加

かな線量でもそれなりにわずかに発がん増加のリスクがある」と安全側に立って用心しておくのが国際的な放射線防護の考え方である．すなわち，がんが増えるという科学的な証拠がない 100 mSv 以下の放射線でも，直線関係がある（LNTモデル）と仮定し（**図5**），不必要なリスクを避けるための公共政策として，防護の目安となる線量限度や目標値が提案されている．

大集団に対する微量の被ばくがもたらすがん死亡数を計算するようなことは生物学的にも統計学的にも間違っている．仮定に基づくLNTモデルを使う本来の目的は，例えば，もし仮にある手段で被ばく線量を 20 mSv 低減できたとしてもがん死のリスクはたかだか 0.1 ％しか減らせないことに注目し，限られた資源をどう使えばがん死のリスクを最小化することができるか，その最適な手段は何かを検討するなど，様々な健康リスクについて現実にデータが得られない部分を荒っぽく仮定してでも定量的に比較することによって，取るべき対策の優先順位の合理的な選択に資することである．

3.6 年間1ミリシーベルトの意味

法律上の一般公衆の線量限度「年間1 mSv」は，何も利益がないリスクは避けるのが賢明に違いないので自然放射線と医療以外の無用の被ばくは年間

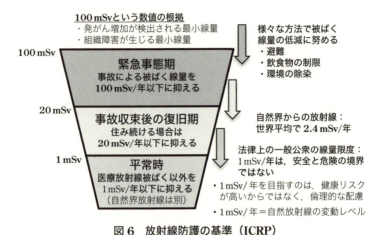

図6 放射線防護の基準（ICRP）

国際放射線防護委員会（International Commission on Radiological Protection: ICRP）
・専門家の立場から放射線防護に関する勧告を行う非営利，非政府の国際学術組織

1 mSv を超えないように放射線使用施設を規制する，言わば環境基準である．その 1 mSv という数値の根拠は，「自然放射線の変動幅，地域ごとに違う自然放射線の線量の範囲内であれば，歓迎はできないかもしれないが，受容できないとは言えないはずである」（ICRP）というものであり，安全と危険の境界線ではない．今回の原子力発電所事故で放出された放射性物質による汚染に対し，除染活動などを通じて，最終的には「年間 1 mSv」を目指すのは，そうしないと健康リスクが高いからではなく，できれば元通りにして欲しいという当然の気持ちに可能な限り応えようとする倫理的な配慮である（図 6）．

4. 食品の放射性汚染と食の安全

2011 年 3 月末からの食品中の放射性物質の「暫定規制値」も，翌 2012 年 4 月以降のさらに厳しくなった基準値も，子どもの健康にも配慮した，相当安全側に立った目安であり，ずっと食べ続けても問題ないと考えられるレベルである．基準値を少しでも越えた食品を食べてしまうと有害，と思うのは間違いである．

表1 食品中の放射性セシウム濃度の規制値（Bq/kg）

	日本 (2012年4月〜)	コーデックス (国際機関)	EU	米国
飲料水	10	1000	1000	10
牛乳・乳製品	50	1000	1000	1200
乳児用食品	50	1000	400	1200
一般食品	100	1000	1250	1200
設定の考え方	被ばく限度は1 mSv/年．一般食品は50%，牛乳・乳製品と乳児用食品は100%が汚染されていると仮定．	被ばく限度は1 mSv/年．食品中の10%が汚染されていると仮定．	被ばく限度は1 mSv/年．食品中の10%が汚染されていると仮定．	被ばく限度は5 mSv/年．食品中の30%が汚染されていると仮定．

4.1 飲料水・食品の規制値の比較

表1に示すように，現在の日本の基準値は，米国やEU，コーデックス委員会による食品の国際規格・基準の規制値よりもずっと厳しい．コーデックスもEUも日本も，飲料水・食品を介しての内部被ばく線量は1 mSv/年を限度とする考え方は同じなのに，食品中の放射性セシウム濃度の規制値が日本だけ異様に厳しい値となっているのは，日本では「食品中の50%または100%が汚染されている」という現実離れした前提で規制値を設定しているからである．

ところが，実際に出回っている食品中の放射性セシウムによる内部被ばく線量の推定値は，日本生活協同組合連合会やコープふくしまが実施した食事調査[2,3]でも，厚生労働省の調査[4]でも，相当程度小さい値であり，食品中の天然の放射性物質による内部被ばく線量（約1 mSv/年）の数%以下あるいは1%以下に過ぎないことが示されている．一部の業者のように消費者の安心のためと称して独自基準を設けて食品を選別しても，リスクはほとんど減らず，「安全」には関係ない．

2013年4月には，福島県内在住者の内部被ばくがチェルノブイリなどの世界的な事例と比べても遙かに低いことを裏付ける論文[5]が発表され，福島県内の土壌の汚染から危惧されていたレベルよりも，住民の実際の内部被ばくの水

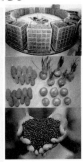

加熱や薬剤と比べた放射線照射のメリット
○非加熱処理のため、色や香り、栄養素が高品質に保たれる
○薬剤を使わないので、残留毒性や環境汚染の心配が無い
○透過力が強く、包装後に内部まで均一に処理できる

食品照射の実用例と必要な線量
1. 芽止め（保存中の発芽防止） 〜0.1 kGy
   ジャガイモ, タマネギ, ニンニク
2. 病害虫・寄生虫の殺虫　　0.1〜1 kGy
   穀類, 熱帯果物, 食肉・魚介類, 切り花
3. 病原菌・腐敗菌の殺菌　　1〜10 kGy
   スパイス・ハーブ類, 食肉・魚介類, 果実, 生薬
4. 無菌化（滅菌）　　　　　20〜50 kGy
   宇宙食, 病人食, 食品容器, 無菌動物用飼料

図7　放射線照射のメリット

準はかけ離れて低く，健康に影響がでる値ではないことが示された．

4.2　照射食品

　農作物や食品に放射線を照射して殺菌・殺虫・芽止めを行う技術を食品照射という（**図7**）．この目的で放射線を照射した「照射食品」と，放射性汚染食品を混同してはならない．

　照射食品の毒性学的・微生物学的な安全性と栄養学的な健全性は，科学的な方法で繰り返し確認されており，世界保健機関（WHO）や世界各国の多くの政府機関では，「健康への悪影響を示す証拠は一つも無い」，「定められた方法で放射線を使用すれば，新たに生成する化学物質による悪影響のおそれも，栄養成分の増減も，加熱や乾燥，調理など従来の食品加工の方法と差がない」と結論している．

　熱も薬品も使わずに新鮮なまま殺菌や殺虫，芽止めが可能で，農産物や食品を口に入るまで可能な限り高品質に保つ新しい食品衛生技術として，また病害虫の侵入から農作物を護る植物検疫処理においてオゾン層を破壊する臭化メチル燻蒸に代わる新しい植物検疫処理法として，世界中で食品照射の実用化が進んでいる．ところが日本では，1972年にジャガイモの照射芽止めが許可されて以来，2000年の全日本スパイス協会による香辛料の照射殺菌の許可の要請

表2 食品照射の実用化の歴史

	世界		日本
1952	照射による芽止め効果発見（米）		
1963	穀物とベーコンの照射許可（米）	1967	国家プロジェクト研究開始
1971-80	日本を含む24ヵ国で共同研究	1972	ジャガイモの照射許可
1980	FAO/WHO/IAEAの安全宣言	1974	士幌農協で照射芽止めジャガイモ
1983	コーデックス国際食品規格採択		を端境期に出荷開始
1986	香辛料の照射殺菌および全食品の照射殺虫を許可（米）		
1990	食鳥肉の照射殺菌許可（米）		
1997	冷蔵冷凍赤身肉も照射許可（米）		
1997	WHO:10 kGy以上でも安全宣言		
1999	香辛料類を統一許可（EU）	2000	全日本スパイス協会が香辛料の照射殺菌の許可を要請
2001	香辛料類の照射許可（豪, NZ）		
2002	熱帯果実の照射許可（豪, NZ）		
2003	照射による検疫処理基準の採択, コーデックス規格の改定		
2005	牡蠣などの照射殺菌許可（米）		
2007	インドから米国向けマンゴーの植物検疫用の殺虫照射開始	2007	厚労省, 輸入香辛料モニタリング検査を開始
2008	レタスなどの照射殺菌許可（米）	2008	野菜, 茶, 乾物に検査を拡大
2012	柿の検疫用照射許可（豪, NZ）	2012	乾燥果実や貝類に検査を拡大
2013	トマト等の検疫照射許可（豪, NZ）		
2014	甲殻類の照射殺菌許可（米）		

　も放置されたままで，先進国の中では鎖国状態となっている（**表2**）．この技術を使えばもっと美味しいカレーやハーブティーが楽しめるだけでなく，生肉や生レバーを安全に美味しく食べることもできるのに，日本の一般的な消費者はそのような技術があることを知らない．

　一般の人にとって，「食品衛生法で禁止されているのは，それが危険だからだろう」と想像するのは自然なことである．現に法律で禁止されているものについて，消費者に対して「いや，実は安全で，メリットもありますよ」と事業者から説明して理解させようとしても難しいだろう．だから，食品照射の技術的価値と必要性を理解している事業者も，消費者の誤解や，一部の団体の反対運動の矢面に立つことを恐れ，尻込みする．そして，行政は，照射食品の安全性に関する諸外国や国際機関の評価を否定も肯定もせずに無視する一方で，消費者の理解が不十分であることと，事業者にニーズが無いことを理由に，これ幸いと日本国のリスク評価機関としての科学的評価を敢えて行わないまま放置

している．照射食品も食品なのだから，安全であることが大前提．その安全性について行政が曖昧な態度をとっているのに消費者の理解が進むはずがない．

結果として，日本の消費者は，食品照射という新しい技術のメリットが実際にはどんなものか自分で確認することも，自分の好みに合うかどうかなどをまず試してから決めることも許されず，選択の自由を予め奪われている．本来，政治と行政を動かすのは国民の声のはずであり，事業者を動かすのは消費者の購買行動における商品の選択である．しかし，知らないが故に，行政への要求も，商品の選択もできない．これが日本の現実である．

5. 「放射線」を巡る真の「不幸」

2011年3月11日，未曾有の大地震と大津波で引き起こされた原子力発電所事故．自宅からの突然の，そして長期にわたる強制的避難や，広範な地域での農水産物の出荷停止などの大きな犠牲を伴いながらも，一般の人々への放射線による直接の健康被害はまず無さそうだと分かってきたのは不幸中の幸いだった．その一方で，放射線についての漠然とした，しかし大きな不安が，いまだに人々の心に重くのしかかっている．

今回の原子力災害の実態は，放射線障害というよりは避難災害と不安ストレスだった．放射線に対する過剰な不安と誤解は，被災者に追い撃ちをかけ，被災地差別や風評被害など復興を妨げる二次災害をもたらしている．あたかも被災地の子どもたちを心配するかのように装って執拗に恐怖心を煽り続ける一部の報道機関，流言蜚語を発信するトンデモ学者，自分の主張を通すためにデマを流し続ける運動家などが，子どもたちとその家族にいわれの無い差別と絶望を強いていることに対して，その害悪を打ち消す役割を担うべき真っ当な専門家の力が及ばなかったことが悔やまれてならない．

不安の原因の一つは，放射線についての正確な知識と線量概念の欠如であり，人工放射性物質は自然放射線より危ない，内部被ばくは外部被ばくより危険，などの誤解である．残念ながら人々が学校教育の中で放射線について科学として教わってきていないためであるが，自然のものは体に良くて人工は危ないといった素朴で情緒的な先入観による誤解は，放射線に限らず，食品添加物や残留農薬，遺伝子組換え作物などに関する誤解とも同根といえよう．

もう一つは，放射線影響の科学的事実と放射線防護のポリシーの混同である．

専門家が何か語るとき，個々の論文など互いに矛盾もあるデータや仮説のどれか一つについて述べているのか，国連科学委員会報告などの国際的に合意された結論についてか，それとも放射線防護のポリシーとしての基準値や規則についてなのか不明確になりがちで，専門家によって言うことが違うという誤解を生み，科学的に間違った情報の流布を助長した．リスクは有るか無いかではなく定量と比較が重要ということや，基準値の意味についての説明も不足していた．その結果，被災者の被害を最小にすることが対策の根本だという重要なことが忘れられたままになっているのではないだろうか？

今回の事故で深刻なのは，放射線による健康影響ではなく，避難生活や外遊びの制限，間違った対策などによる健康影響であり，家族の離散や土地利用の制限などの生活上の負担，生活習慣の荒廃と不安ストレスによる心理的・精神的影響である．これこそが，チェルノブイリ事故の重要な教訓であり，その教訓を日本で活かせるかどうかが今まさに問われている．

■参考文献

1) （独）放射線医学総合研究所，放射線被ばくの早見図（2013年5月改訂版），
   http://www.nirs.go.jp/data/pdf/hayamizu/j/20130502.pdf
2) 日本生活協同組合連合会，2012年度「家庭の食事からの放射性物質摂取量調査」の結果について：18都県671サンプルを調査（2013.2.27）．
   http://jccu.coop/topics/radiation/intakercsult.html
3) コープふくしま，2013年度上期　陰膳方式による放射性物質測定調査結果（2013年11月2日更新）
   http://www.fukushima.coop/kagezen/2013.html
4) 厚生労働省，食品からの放射性物質の摂取量の測定結果について：福島では半年で3分の1に減少，線量は1mSv/年の1%以下（2013.3.11）．
   http://www.mhlw.go.jp/stf/houdou/2r9852000002wyf2.html
5) 東京大学・早野龍五教授，福島県内における大規模な内部被ばく調査の結果：福島第一原発事故後7-20ヶ月後の成人および子供の体内セシウム量（2013.4.8）．
   http://www.s.u-tokyo.ac.jp/ja/press/2013/13.html

（小林泰彦）

第7章　科学者から見た食品のリスクと安全性

1. 食品のリスクとは

　食品とは，私たち人類が生きるための栄養源として食べてきたもので，経験的に食べてすぐ死んでしまうというような，大きな悪影響がないことだけはわかっているもののことである．時にはある程度悪影響があることがわかっていても，生存のためには仕方なく食べていたものもある．食料は人類の生存にとって必須であるが，古い時代には何より重要だったのは量の確保だった．

　現在の日本では量の確保は十分達成されているので安全性が問題となるが，歴史を振り返ってみれば食品の安全性が問題とされるようになったのはごく最近のことである．したがって食品は事前に安全性を確認されているものではない．食品添加物や残留農薬等が食品の安全性の問題としてしばしば取り上げられ，食の安全に関するいろいろなイベントや勉強会でも遺伝子組換えなどのような新しい技術が話題になることが多いので忘れられがちであるが，食品の安全性において最もわからないことが多くリスクも大きいのは食品そのものである．

　食品に存在する可能性のあるハザード（危害要因）を分類すると**表1**のようになる．生物学的ハザードは現在も食中毒の最大の原因で，確かにそれとはわからない病原体も多い．物理学的ハザードには大きさや堅さなどの特徴により場合によっては窒息したり，魚や動物の骨のようなものや熱すぎるもの，冷たすぎるもので消化器が傷つけられる，などのようなものも含まれる．

　通常軽い傷害は一過性で治癒するが，長期にわたって繰り返されるとがんのような重大な疾患につながることもある．低温による傷害はドライアイスや液体窒素などが容易に手に入るようになった比較的最近になって報告されることが増えたものであるが，液体窒素を含む飲料で胃の切除に至った事例もある．

表1 食品の多様なハザード

生物学的ハザード	感染性のウイルスや細菌 毒素を産生する生物 カビ 寄生虫
化学的ハザード	自然毒 食品添加物・残留農薬・残留動物用医薬品 環境汚染物質 容器包装から溶出する化合物 アレルゲン 加工副生成物
物理的ハザード	金属や機械の部品 ガラスなどの容器の破片 石などの異物 骨 堅さや形状（窒息） 温度

FAO FOOD AND NUTRITION PAPER 87. Food safety risk analysis
より一部改変

　化学的ハザードは食品中に含まれる化学物質に由来するもので，その種類が多いために対象となる化合物は非常に多い．本章では主に化学的ハザードについて取り扱う．

　食品の安全性を確保する，ということはこれらのリスクをどう管理するか，つまり一定の範囲内（人の健康に害を及ぼさない）の小さなリスクにとどめることができるかどうか，ということである．

2. 意図的使用の結果食品に含まれるもの

　化学的ハザードには大きく分けて「意図的に使用された結果食品に含まれるもの」と「非意図的に食品に含まれるもの」に分類できる（**表2**）．前者に属するものとしては食品添加物，残留農薬，残留動物用医薬品などがある．これらは基本的にその使用については許認可制となっている．つまり，使用をしたいと望む事業者が，安全性に関するデータを揃えて担当機関に申請し，安全な使用法であると確認されてから使用することになっている．各種基準値が，通常動物実験で得られた無毒性量に安全係数として100を用いて1日摂取許容量

表2 食品に含まれる物質の，由来による管理基準の違い

意図的に使用された結果食品に含まれるもの	・許認可制（データは使用者の責任で出す） ・安全性に疑問があれば認められない ・動物実験のデータに安全係数（通常100）を用いてADIを設定 ・MRLや使用基準を設定して監視 ・最悪シナリオでも問題がないように安全側に大きく余裕をもって基準を設定できる
非意図的に食品に含まれるもの	・TDIを設定。ただし適切なデータが無い場合が多い ・ヒトでの有害影響が知られているものについてはヒトのデータを用いるが安全係数10がとれない場合が多い ・基準値を設定する場合、ヒトで実際に有害影響が出るレベルから大きく余裕をとることができない ・しばしば存在そのものが知られていない ・安全上問題となってもゼロにすることが不可能なことが多い ・特定の責任者がいないので税金を使って研究するしかない

(ADI) を設定し，食品からの摂取量がその値を超えないように設定されている（詳細については第3章「農薬の有効性（栽培）と安全性（残留）」や第5章「食品添加物の利用と安全性」を参照）．この管理方法は意図的に食品に加えられるものによる消費者の健康被害は基本的にはあってはならないという考え方を背景にしている．

3. 非意図的に食品に含まれる（生じる）もの（汚染物質）

一方で食品中には意図せず含まれるもの，または生じる危険なものが数多く存在する．食品そのものがもともと正確な組成や構造がわかっているわけではないが，食品を安全に食べるための工夫である加熱などの加工により副次的に生じるものは条件によりさらに多様であり，ものによっては危険とされるものもある．これらのものを総称して「汚染物質」と分類している．もちろん現代の科学技術の知見という限定されたものではあるが，以下に主なものを解説する．

3.1 食品残存で問題となる土壌や環境中に存在する金属類

鉛・ヒ素・カドミウム・水銀などの地殻に存在する重金属など，天然の環境中での濃度は地域によりもともと異なるが，火山活動や風雨などの自然条件に

よる変動や，鉱山の開発などの人為的条件によっても大きく変動する．作物の種類や栽培方法によっては特定の汚染物質を吸収しやすかったりする場合もあるので環境中濃度だけでは食品にどのくらい含まれるかわからない場合がある．水銀については大気中に放出された水銀が海洋で微生物によりメチル化され，それを魚が食べることにより魚に入り，食物連鎖で大型の補食魚に蓄積する．

3.2　カビ毒・自然毒

　自然の動植物には，種の保存を目的としたと思われる外敵や環境から身を守るための物質が存在する．人間にとっては「毒」になる物質もあり，有名なのはふぐやキノコの毒である．その含量は条件により大きく変わることがある．大抵の食品の原料となる動植物にはこうしたいくつかの自然毒が含まれ，その濃度が小さい種類のものを人間は食品として利用してきた．そして毒素の量が少なくなるように品種改良も重ねてきたのである．カビの中にはアフラトキシンのような強い発がん性のある毒素をつくるものがあるが，いろいろな種類のカビがどのような毒素を作るのかすべてわかっているわけではない．放牧などで家畜が植物毒素により中毒になる場合もある．有毒植物を食べた動物の肉やミルクへの影響はそれより少ないと考えられているが監視は必要になる．有毒植物と食用植物を間違える事例はハーブや山菜，雑穀などでよく見られ，販売されている場合もある．ソバ粉へのチョウセンアサガオアルカロイドの混入のように雑草に有毒植物が混入して収穫の時に一緒に入ってしまう事例もある．

3.3　PCBやダイオキシン類などの環境汚染物質

　人類の過去の活動により環境中に放出された物が残存していたり，現在も排出され続けたりしているものが大気や水の循環などにより最終的に食品に含まれるようになったもの，ダイオキシン類については人為的起源以外にも山火事などのような自然現象によるものもある．ニワトリの放し飼いではケージで飼う場合よりも卵に含まれるこれらの汚染物質の濃度が高くなることが報告されている．

3.4 容器包装からの溶出

　食品を取り扱ったり保管したりする容器や器具から食品に溶出するものがある．食品の種類や容器の性質，保管条件により溶出する物質や濃度は異なる．例えばアルミ製の容器は酸の強い食品をいれるとアルミニウムが多く溶け出す．容器包装に関する基準で溶出限度を定めているものもあるが，例えば加熱不可のプラスチック容器で加熱した場合などのような不適切な使用方法では基準以上に溶出する場合もある．

3.5 製造副生成物

　生で食べることができない食品を加熱する（でんぷんの糊化），細菌を殺すために加熱する（生肉），など食品は調理することが多い．その際に食品に含まれるタンパク質や油脂，炭水化物などが化学反応をおこして食品が消化されやすくなったり美味しくなったりするのだが，同時に意図しない化合物も生じる．有機物を高熱で加熱すると生じるベンゾ [a] ピレンなどの多環芳香族炭化水素，タンパク質を加熱したときに生じる 2-アミノ-1-メチル-6-フェニルイミダゾ [4,5-b] ピリジン (PhIP) のような複素環芳香族アミン，アミノ酸と糖が反応して生じるアクリルアミドなど遺伝毒性発がん物質とされるものも生じる．これらについては偶然発見されたりする場合が多く，安全性に関するデータもあまりないことが多い．さらに現在わかっていないものがこれから発見される可能性もあり，全体像を把握するのは困難である．

　例えばアクリルアミドについては，もともとはスウェーデンにおいて職業暴露による工業用化学物質としてのアクリルアミドの健康被害（主に神経毒性）を調査する目的で労働者の血中ヘモグロビンに結合しているアクリルアミド濃度を測定していたところ，特に職業暴露が考えられない人でもアクリルアミドに暴露されていることがわかり，その暴露源としてタバコの他に見つかったのが食品だった．2002 年にスウェーデン政府が炭水化物を多く含む食品を高温で加熱することによりアクリルアミドができることを発表し，その後世界中でいろいろな食品から検出されることが確認され，動物実験による毒性試験や食品中での生成メカニズムや抑制方法に関する研究が行われた．アクリルアミドは動物実験では明確な発がん性が認められるがヒトでは決定的なデータがないため発がん性に関する国際がん研究機関（IARC：WHO 傘下の専門機関）の分類

ではグループ2A（おそらくヒト発がん性がある）に分類されている．またその発がんメカニズムは遺伝毒性によると考えられるので，もしこれが意図的に食品に加えられるものであれば使用は認められない．しかしながらこれは意図的に使用されるものではなく，パンやコーヒーなどの日常的食品から排除するのは困難である．したがってアクリルアミドについては，調理に工夫することで減らすことが可能であるとしても無くすことはできないものとしてつきあっていかざるを得ない．

このように我々の食品の中には望ましくはないが避けられない有害物質が常に複数存在する．もちろん，著しく有害影響が大きいものであればそれは既に食品としては利用できないので，現在人類が食品として食べているものに含まれる有害物質の「有害影響」にはそれほど大きなものはないとみなすことはできる．ただし基礎疾患を抱えて長生きできるようになったのは人類にとってはごく最近のことなので，そのような人たちへの影響についてはなお不明である．

4. リスク管理の優先順位づけ

食品には多様なハザードがあり，そのリスクの大きさも様々である，という現状認識のうえで，それではどのようにして安全を確保していけばいいのかと考えた場合に一つの方針として考えられるのがリスクの大きい順から，優先順位をつけて対応していこう，というものである．食品に関連するリスクは無限にある一方で，その対策に使えるヒトやお金などの資源には限りがある．したがって最小限の資源で最大限の利益を得るためには，リスクが大きいもの，費用対効果の高いものから優先的に対応していく必要がある．このためにリスクの大きさを定量，比較する方法が開発されてきた．食品の分野で主に使用されているリスクランキングの手法として，暴露マージン（MOE）と障害調整生存年（DALY）が挙げられる．

4.1 暴露マージン（Margin of Exposure：MOE）

暴露マージンは動物実験で得られた無毒性量（NOAEL）やベンチマーク用量信頼下限（BMDL）などの毒性の指標となる用量と，暴露量（食品中化学物質の場合は通常は食事からの摂取量）との比である．有害影響が出ないぎりぎりの用量からどのくらい遠ざかっているのかという意味で安全係数あるいは不確実係

数に相当し，MOE は大きければ大きいほど安全側に余裕があると言える．

つまり MOE の小さいもののほうがリスク管理の優先順位が高い．残留農薬や食品添加物などのような通常の毒性の化合物であればデフォルトの安全係数 100 を一つの目安として使うことができる．遺伝毒性発がん物質については，安全係数 100 では小さいと考えられるのでさらにその 100 倍を目安にしようということが提案されている．遺伝毒性発がん物質であっても，暴露量が極めて少なくて MOE が 100 万を超えるようなものならとりあえず対応は必要ないと考えても差し支えないだろうという判断ができる．図 1 に，大まかな目安を示した．

遺伝毒性発がん物質でも通常の毒性をもつ化合物でも，ヒトが意図的に使用した結果食品中に存在する物質のほうが安全側に余裕をもって基準値などが設定されている．意図的に使用されているわけではない物質についての管理目標が安全側への余裕が少ないのはそうすることが望ましいからではなく，そう

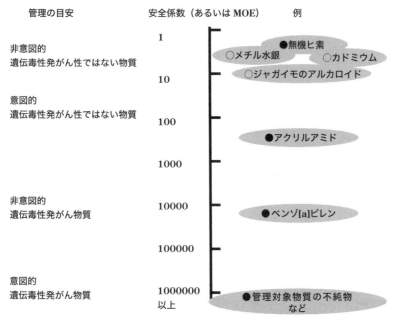

図 1　MOE と管理目標　●は遺伝毒性発がん物質

畝山智香子，食品衛生学雑誌　Vol. 54, No. 2, p83 より一部改変

せざるを得ないからであるが現実的にはその目標ですら達成できないものがある．したがって，基準値の超過のような事例があったとしても，もともとの管理目標がどの程度なのかまで確認しないとリスクの大きさはわからない．食品の安全性にとって大切なのはリスクの大きさであって「基準値」を守ることではない．MOEを指標にしてリスクの大きさを大まかに把握することに慣れるのが望ましいであろう．

4.2 障害調整生存年 (disability-adjusted life year：DALY)

DALYは病気により失われる損失を意味する指標で，早世による損失（YLL：The Years of Life Lost）と，疾患を抱えて生きることによる損失」（YLD：The Years Lost due to Disability）を合わせたもので，その国や地域にとって何が最も大きな損失になっているのかを数値で示す．食品に関しては，食品添加物や残留農薬以前に食品をどう食べるかによる健康影響が非常に大きい．飢餓をほぼ克服した先進国においては，現在は肥満や生活習慣病が問題になっている．**表3**に示したのはオランダの2006年の評価の例である．オランダ人の主な死因

表3　健康の損失ランキング

失われるDALY	原　因
>300,000	全体として不健康な食事 喫煙プラス運動不足プラスアルコール過剰摂取
100,000-300,000	食事要因5つ（飽和脂肪・トランス脂肪・魚・果物・野菜）・運動不足
30,000-100,000	トランス脂肪の摂りすぎ・魚や野菜の不足・アルコール 交通事故
10,000-30,000	飽和脂肪の摂りすぎ・大気中微粒子・インフルエンザ
3,000-10,000	微生物による胃腸炎・受動喫煙
1,000-3,000	室内ラドン
300-1,000	食品中カンピロバクター アレルギー物質 アクリルアミド
<300	O157・PAH・各種環境汚染物質

"Our food, our health - healthy diet and safe food in the Netherlands", National Institute for Public Health and the Environment(RIVM), 2006

は虚血性心疾患などの心血管系疾患であり，これはもし健康的な食生活をしていれば（オランダ人にとってはそれは飽和脂肪を摂りすぎない，魚や野菜や果物をもっと多く食べる，といったことであるが）ある程度予防することができたはずのものである．食中毒の予防ももちろん重要ではあるが，DALYを指標にした場合は「健康的なバランスのとれた食生活」のほうが国民の健康増進にはより大きく寄与するという結果になっている．これはオランダだけではなく，多くの先進国で同様であろうと推定されている．

食品中の化学物質に関しては，食品添加物や残留農薬のような規制されている化学物質については，もともと健康被害を出さないように管理されているのでDALYで数値が出ることはない．問題が大きいと考えられるかもしれない発がん物質についても，リスクはゼロではないと仮定して計算するため数値としては得られるがその値は大きなものではない．発がん物質によるがんというのは通常高齢になってから発症することが多いので，失われる年数がそれほど大きくはならないのである．

一方でアナフィラキシーショックにより子どもが死亡したというような事例では大きな損失になるので，アレルギー対策のほうが重要ということになる．また特定のリスクに対策をすることによって別のリスクが高くなるような場合にはリスクベネフィットに関する検討が必須で，例えば肥満対策に熱心なあまり痩せすぎによる害が大きくなっては意味がない．

定量的リスクベネフィット解析の事例としては魚を食べることによるメチル水銀のリスクと，オメガ3脂肪酸摂取による神経発達と心血管系疾患リスクの削減というベネフィットの研究が比較的進んでいる．アメリカ成人男性は心血管系疾患リスクが高いためオメガ3脂肪酸摂取によるメリットが大きく，一方でメチル水銀による神経発育への影響はあまり受けないので魚を食べることのメリットのほうが大きい．妊娠可能年齢の女性の場合は胎児の神経発達について魚はメリットにもデメリットにもなるため，魚を食べることについて成人男性よりは厳密な評価が必要になる．そのため食習慣の違いを勘案して国により多様な妊婦向けの魚摂取に関する助言が出されている．日本でも厚生労働省が「これからママになるあなたへ ― お魚について知っておいてほしいこと」というパンフレットを出している．このように常に全体を見た上での量の評価が必要である．

注 http://www.mhlw.go.jp/topics/bukyoku/iyaku/syoku-anzen/suigin/dl/051102-2a.pdf

5. いわゆる健康食品

　MOEとDALYはそれぞれ異なる概念に基づくリスクランキングであるが，いずれの方法を用いても，食品中の化学物質のリスクは残留農薬や食品添加物のような，管理されているものより天然物のほうがリスクは大きい．普通の食品のリスクは決してゼロではなく，天然物だから安全，食品だから安全とは言えない．したがって普通の食品からは摂れない量を摂取するようないわゆる健康食品については，本質的にリスクが高い．これらはそのリスクの性質上，本来は最低限の安全性を事前に評価した上で使用すべきものである．

　典型的な事例に，アマメシバによる閉塞性細気管支炎の症例がある．アマメシバは主に東南アジア等でスープなどにして食べられていたものであるが，1982年頃台湾に導入されて「痩せる」と宣伝されたため大量に消費されるようになり1994年から95年にかけて肺機能障害の事例が多数報告され最終的に患者数は278人，そのうち9人が死亡して8人が肺移植と報告されている．1996年ごろに沖縄で栽培されるようになり2003年にアマメシバ加工品を摂取したことに関連すると考えられる重症の肺疾患患者が日本で報告され，最終的に被害者は女性8名，3名死亡，1名肺移植，1名は在宅酸素療法となっている．20代という若い年齢で死亡例がある．

　この事例は野菜として調理して食べるという食経験があっても，その食べ方や量が異なると健康被害の可能性があること，他国で被害事例があるものでも食品そのものは医薬品のような規制対象ではないため情報が生かされないことを示している．近年地域振興のためにと農産物を加工して健康食品として販売する事例があるが，アマメシバの教訓を忘れてはならない．

　食品には無数のハザードがあり，その全てを知ることはできそうにない．少量を食べる分には何の問題もなさそうに見えるものであっても，大量に食べると悪影響が出る場合もある．これらの事実から導き出される安全確保のための対策は「リスクの分散」である．特定のものだけを大量に長期間食べることは，それに何らかのハザードがあった場合リスクが高くなる．2008年の中国でのメラミン汚染ミルク事件が典型的であるが，一連のタンパク質含量を偽装するためのメラミンの添加で，健康に問題が報告されているのは乳児とペットのみ

である．他の集団ではいろいろな食品を食べているため，一部の食品に汚染があっても健康影響は出なかった．この事件は犯罪ではあるが，普通の食品にも微量の望ましくない物質は常に含まれている．望ましくない物質には産地の天然由来のものもあれば加工工程で生じるものある．そうするとリスクを分散しようと考えれば，産地も種類も異なる，加工形態もいろいろな，多種多様な食品ということになる．かつ栄養バランスのとれた食生活，が世界中の多数の食品安全担当機関が一致して薦めていることである．

■参考文献

1) IARC WHO/IARC Classification of Tumours.
（http://www.iarc.fr/en/publications/list/bb/index.php）
2) RIVM (2006), "Our food, our health Healthy diet and safe food in the Netherlands" アマメシバの安全性問題 独立行政法人 国立健康・栄養研究所．
（https://hfnet.nih.go.jp/usr/annzenn/amameshiba040619.pdf）
3) 畝山智香子，『ほんとうの「食の安全」を考える－ゼロリスクという幻想』，（DOJIN選書 28）化学同人，2009.
4) 畝山智香子，食品を介した有害物質摂取のリスク　～放射性物質摂取のリスク～，食品衛生学雑誌，2013: 54(2); 83－89.

（畝山智香子）

第8章 調　　理 —食品をおいしく安全に食べる技

　人間は食物を摂取することにより，生命活動や生活活動のためのエネルギーを獲得し，また生体材料を獲得して体構成成分をつくり，生命を維持している．
　それだけでなく，おいしい食べ物を食べて嗜好を満足させることにより，食べる喜びを感じ，それは生きる喜びにも通じている．
　しかし，どのような食物であっても，口に入る段階では，それは消化吸収しやすく，かつ安全なものでなくてはならない．そのために調理という工程が必要となる．つまり調理とは，食材料を安全で飲食可能な食べ物に変える操作ということができる．

1. 食品の三つの機能

　食品が人間に及ぼす働きとして三つの機能が挙げられる．

一次機能：栄養機能であり，動物が食物を摂取して体に必要な栄養素を得ることによって成長し，生命活動をして繁殖する．このような食品の栄養供給源としての機能を食品の一次機能という．

二次機能：感覚機能である．人間は食欲を満たすだけでは満足できず，食べ物においしさを求める．おいしさとは，食べ物を摂取した時に感じる快感である．おいしい食べ物は人間の五感（視覚，嗅覚，味覚，聴覚，触覚〈テクスチャー〉）に訴えて嗜好を満足させる．この感覚機能を食品の二次機能という．

三次機能：生体調節機能である．食品，特に植物には栄養機能や感覚機能とは別に，健康を維持・増進し，疾病の予防に役立つ成分が含まれている．これらの成分が生活習慣病を予防することにより健康維持に貢献していることが，近年の研究で続々と明らかにされている．
　　　　　例として，緑茶中のカテキンや大豆イソフラボンは抗酸化作用があり，体内の活性酸素生成抑制により生活習慣病を予防している．

またニンニクやタマネギ中の含硫成分であるアリルイソチオシアネートは抗血栓作用を有する．

これらの食品の三つの機能を体内で生かすためには，前提条件として，摂取する食べ物が安全でなくてはならない．

2. 調理の目的

食品を体内で利用可能な食べ物にするために，調理操作が行われる．

調理操作の具体的な目的として，次の三つが挙げられる．

(1) 食品の消化・吸収を容易にする

食材料を小さく切断したり，加熱調理することにより，食べ物を消化・吸収しやすくする．例えば，加熱調理により米や小麦などの穀類のデンプンは糊化して喫食可能になり，にんじんや大根などの硬い野菜はペクチンの分解がおこり軟化する．また肉や魚もタンパク質の立体構造の変化により，消化酵素が働きやすくなる．

これらの操作により，食品の栄養供給源としての一次機能を生かすことができる．

(2) 食材料をおいしい食べ物に変えること

おいしく調理することにより，食べる人の嗜好を満足させ，食品の二次機能（感覚機能）を生かすことができる．ただし，調理者の技術やセンスが必要となるため，練習を重ねて調理の腕を磨くことが必要である．

(3) 不要部分の除去や加熱により食べ物を安全かつ衛生的にすること

洗浄により不純物を除去し，皮剝きや種や骨などの硬い部分を除くなどにより不可食部を除去する．また加熱により細菌やウイルスなどの微生物を殺菌する．

これらの操作により，食べ物による健康被害を予防することができる．

3. 食中毒予防の三原則と調理現場へのHACCPの導入

食中毒予防のためには，その原因となる細菌やウイルスなどを食べ物に「**つけない**」，食べ物に付着した菌を「**増やさない**」，それらの菌を「**やっつける（殺す）**」という三原則がある．

この三原則を実行するため，現在，広く普及している方法として，HACCP

(Hazard Analysis and Critical Control Point) がある．すなわち，喫食段階だけでの食品の安全性を重視するのではなく，製造過程を最初から最後まで連続的に衛生管理することによって，食べ物の安全性を確保しようというアメリカのNASAで開発された方法である．

現在，HACCPは日本でも病院・高齢者施設・学校給食などの大量調理施設での食品衛生管理の基本手法として導入されている．家庭での調理においてもこの方法が推奨されている．

具体的には，調理過程である「食品の購入」「保存」「下準備」「調理」「食事」「残った食品」の連続的な6つのポイントにおいて，食中毒による危害を分析し（HA），危険性に対処する方法を実践（CCP）することである．これらの過程すべてを通じて，菌を食品につけない，菌を増やさない，しっかり加熱殺菌するという三原則を守る努力がなされている．

3.1 食品の購入にあたって知っておきたいこと
1) 栄養の観点からみた食品の選択

健康な食生活を送るために最も大事なことは，食品の種類と量を正しく選択することである．食品購入に際して，栄養のバランスを考えて食品を選ぶことが大切である．

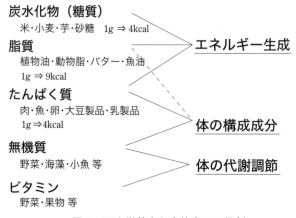

図1　五大栄養素と生体内での役割

(1) 栄養の観点からの食品の選択

　食品に含まれる化合物の種類は膨大な数にのぼる．これらを体内での栄養上の働き，化学構造や物性などの観点から整理整頓し，5種類に分類したものを五大栄養素といい，糖質（炭水化物），脂質，タンパク質，無機質（ミネラル），ビタミンを指す（**図1**）．

　各栄養素を各人の体格・年齢・性別・身体活動レベルなどに応じて適切な量（日本人の食事摂取基準　2015年版に記載，厚生労働省）摂取することが求められている．

　以下に五代栄養素の働きと勧められている摂取量について紹介する．

■**糖　　質**：日本人の推定エネルギー必要量は，成人男性でおおよそ2,600 kcal/日，成人女性で2,000 kcal/日である．ただしこの数字は平均値であって，年齢・体格・身体活動レベルによる個人差は大きい．

　このうち糖質から得るエネルギーは，全体の50～70%の範囲とすることが目標である．すなわち，主食となるご飯・パン・麺類やいも類，砂糖などから1日のエネルギー必要量の半分強のエネルギーを得ることが勧められている．

　摂取された糖質は，体内で解糖系およびクエン酸回路を経て代謝され，最終的に水と二酸化炭素とアデノシン三リン酸（ATP）を生成する．このATPは高エネルギーリン酸化合物であり，生命活動で使用されるエネルギーの貯蔵庫となる．

■**脂　　質**：摂取エネルギーの20～25%（29歳以下は20～30%）を脂質から摂取することが勧められる．バター，マーガリン，サラダ油，動物脂，魚油などに多く含まれ，生体内でクエン酸回路を経て代謝される．脂質はエネルギー生成量が9 kcal/gと大きいため，少ない摂取量で大きなエネルギーが獲得できる．また腹持ちが良いという長所がある．しかし，過剰摂取は逆に肥満の原因になる．

■**タンパク質**：摂取推奨量は，成人男性で60g/日，女性で50g/日である．主菜の食材である肉，魚，卵，乳製品，大豆などに多く含まれる．

　タンパク質は，消化されてアミノ酸に分解され，それがDNAの設計図に従って再構成されて，生体を構成するタンパク質に変わる．タンパク質の材料となる一部のアミノ酸は必ず食品から摂取しなければならない（必須アミノ酸，9種類）が，一部は生合成可能である（非必須アミノ酸，11種類）ので摂取不足で

も欠乏はおこらない．

最終的にタンパク質は，代謝され 4kcal/g のエネルギーを生成する．すなわち，摂取したタンパク質は体構成成分にもなり，またエネルギー源にもなるという両方の役割をはたしている．

■**無機質**（ミネラル）：人体は約 4％の無機質を含み，そこには多種類の元素が含まれる．多い順にカルシウム（Ca），リン（P），カリウム（K），硫黄（S），ナトリウム（Na），塩素（Cl），マグネシウム（Mg）の 7 種類の主要ミネラルと，鉄（Fe），亜鉛（Zn），ヨウ素（I）他などの微量元素からなる．

いずれも少量ではあるが，生体内で体構成成分（Ca, P, S），浸透圧の維持（K, Na），神経伝達（Mg），筋肉収縮（Mg），酸素運搬（Fe）など生命活動に重要な働きをしており，欠乏した場合，生命の維持に支障がおこる．

■**ビタミン**：野菜や果物に多く含まれており，1 日 350g の野菜摂取が推奨されている．

4 種類の脂溶性ビタミン（ビタミン A, D, E, K）と，9 種類の水溶性ビタミン（ビタミン B 群，C）に分類される．

脂溶性ビタミンはそれぞれ個々の役割をもつ．水溶性ビタミンは，体内での糖質・脂質・タンパク質代謝反応で働く酵素のための，補酵素としての役目をはたす重要な栄養素である．

ビタミン欠乏により欠乏症を発症するが，人類はビタミンの存在やその必要性に関する知識をもたなかったため，世界中で長年各種の欠乏症に悩まされてきた．日本では脚気（V.B$_1$），イギリスではくる病（V.D），とうもろこし主食地帯ではペラグラ（ナイアシン），船乗りは壊血病（V.C）が代表的な欠乏症である．

(2) 食品群，「食事バランスガイド」の観点からの食品の選択

多種類の食品を，おおよその栄養素ごとに分類したものを『六つの基礎食品群』という（旧厚生省保健医療局による）．1～6 群の食品をまんべんなく摂取することにより各栄養素を過不足なく摂取することができる（**図 2**）．

『食事バランスガイド』とは，調理した食品を 1 日に "何を" "どれだけ" 食べたらよいかを，主食・主菜・副菜・牛乳・乳製品・果物別に，わかりやすくコマのイラストで示したものである（2005 年，厚生労働省と農林水産省策定）（**図 3**）．

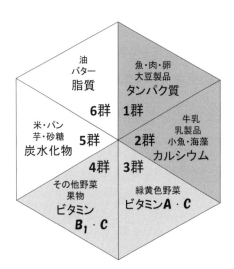

図2　六つの基礎食品群

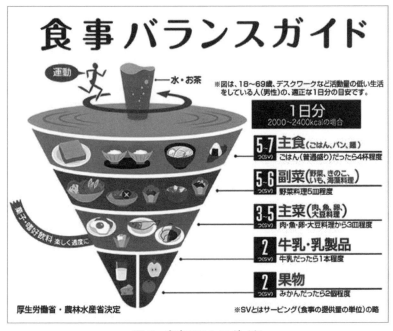

図3　食事バランスガイド

2) 食品購入時に知っておきたい衛生上の注意

- 肉, 魚, 野菜などの生鮮食品は新鮮なものを購入する.
- 購入した食品は, 肉や魚の汁がもれないようにビニール袋などにそれぞれ分けて包んで持ち帰る.
- 温度管理が必要な食品の購入は買い物の最後にして, なるべく早く帰宅する.
- 消費期限（お弁当や洋生菓子など長期保存がきかない, 製造後おおむね5日以内に消費すべき食品について年月日で表示. 未開封状態で指示通りの保存方法で保存した場合, 食べても安全な期限）を確認する.
- 賞味期限（ハムやスナック菓子, 缶詰など冷蔵や常温で保存がきく食品に表示. 未開封状態で指示通りの保存方法で保存した場合, 品質が保たれおいしく食べられる期限. おおむね5日を超えて品質が保証できる期限を年月日あるいは年月で表示）を確認する.

3.2　家庭での食品保存の要点

　保存中に, 細菌などの増殖を防ぐこと, また菌を他の食品につけないことが大切である.

- 冷蔵・冷凍が必要な食品は, 持ち帰ったらすぐに所定の場所に保存する.
- 冷蔵庫には食品を詰めすぎず10℃以下, 冷凍庫では-15℃以下で保存する.
- 肉や魚は汁がもれないようビニール袋や容器に入れて保存する.
- 床からの汚染を防ぐために, 肉や魚の包みを床に置かない.

3.3　衛生に配慮した調理の「下準備」

- はじめに手を洗う.
- タオルやふきんは清潔なものを用意する.
- 野菜はよく洗う.
- 肉, 魚, 卵を取り扱った後や, トイレの後, 鼻をかんだ後, ペットの動物にさわった後には手を洗う.
- 肉, 魚などに使用した包丁やまな板はよく洗って熱湯をかけた後に次の食品に使用する.
- 包丁やまな板などの調理器具は, 肉・魚用と野菜用に分けると安全である.
- 使用後の包丁, まな板, スポンジ, ふきん, たわしはよく洗い, 漂白液につ

けるか熱湯をかける
・冷凍食品の解凍は冷蔵庫または電子レンジ内で行う．室温で行うと菌が増殖することがある．
・同一食品の冷蔵や冷凍・解凍を繰り返さない．

3.4 「調理」でおこなわれる操作と食中毒予防
（1）各種の調理操作法

調理操作は，大きく非加熱調理操作と加熱調理操作に分類される．

非加熱調理操作とは計量，洗浄，浸漬，切断・粉砕，撹拌・混合，成形，冷蔵・冷凍・解凍などを指し，加熱調理操作は，水の力で食品を加熱する方法を湿式加熱といい，それ以外（主に油）で加熱する方法を乾式加熱と呼んでいる．

各加熱調理法の詳細を**表1**に示す．いずれの方法であっても，食品内部が75℃（1分以上）に達していなければならない．

加熱調理でも電子レンジは，加熱原理が従来の方法とは全く異なる．庫内のマグネトロンが超短波（2,450MHz）を発して食品内部の水分子を振動させ，その摩擦熱によって食品自体が発熱する．使用する時は，電子レンジに対応できる容器を使用する．熱効率がよく，高速で加熱されるため，調理時間に注意をはらう必要がある．

表1　加熱調理法

	加熱調理法	介在物質	食品温度（℃）	伝熱法
湿式加熱	茹でる 煮る 蒸す	水 水 水	90〜100 90〜100 90〜100	水の対流と食品内部への伝導 煮汁の対流と食品内部への伝導 潜熱（蒸気から水への変化で放出）と蒸気の対流
乾式加熱	炒める 揚げる 焼く 煎る	油 油	広範囲 150〜200 食品表面150〜250 食品内部＜100 100＜	調理器具からの伝導 油の対流と食品内部への伝導 直火焼き：放射、対流 間接焼き：調理器具からの伝導 調理器具からの伝導
特殊加熱	電子レンジ			マイクロ波(2,450MHz)による水分子の振動

3.5 食中毒菌・ノロウイルス等の存在を念頭においた調理時の衛生上の注意

・はじめに手を洗い，タオルやふきんは乾いた清潔なものを使用する．
・生で食べる食物を扱う場合は特に注意して，清潔な調理器具を使用する．

■重要1：75℃1分以上の加熱により細菌類（カンピロバクター・ジェジュニ，サルモネラ菌，腸管出血性大腸菌など）を死滅させる．

　カンピロバクター・ジェジュニは，牛や豚，鶏などの腸の中にいる細菌である．これが付着した肉を生食または加熱不十分で食べると食中毒を発症する．肉類の生食をしない，加熱して食べるなどにより予防できる．

　サルモネラ属菌は，牛や豚，鶏などの腸の中にいる細菌である．食肉や卵およびその調理品が主な食中毒の原因になる．さらに，調理者の手指や調理器具を介して加熱食品へ二次感染することもある．

　予防法として，食肉は加熱（75℃，1分以上）して食べる．また二次感染を防ぐために食肉を切るのに使用した包丁・まな板などの調理器具はよく洗って熱湯消毒をする．家庭でも包丁・まな板は生肉・魚用と野菜用の2種類用意して使い分けることが望ましい．

　ほとんどの大腸菌は無害だが，O157やO111などの腸管出血性大腸菌の症状は激烈である．草食動物（牛や豚を含む）が保菌しており，その糞便に汚染された食肉や野菜が感染源になる．感染者の体内で毒性の強いベロ毒素を出し，重症化することもある．

　予防法は，他の細菌類と同様に食肉は加熱（75℃，1分以上）して食べる．調理者の手指や調理器具からの二次感染を防ぐ，などである．野菜はよく洗うことも必要である．

■重要2：85～90℃で90秒以上の加熱によりノロウイルスを死滅させる．

　ウイルス類のうち，食中毒の原因の大半を占めるノロウイルスは冬場を中心に流行する非常に感染力の強いウイルスであり，カキなどの2枚貝を汚染して食中毒の原因になる．感染者の腸の中で増殖して感染性胃腸炎を引きおこす．

　このウイルスは，『食品から人』だけでなく，患者の便や吐しゃ物を介して『人から人』へごく微量のウイルスでも感染するという特徴をもつ．また，『人から食品さらに人』という感染ルートもある．すなわち，患者の手指に付着したウイルスが食品や調理器具につき，それが食べた人に感染するルートである．さらに空中からの感染もある．

予防するためには，まず第一に丁寧な手洗い（石けんを使用し，流水で30秒以上流す），第二に食品の加熱殺菌（中心温度85〜90℃，90秒以上），第三に調理器具の消毒（0.02％の次亜塩素酸ナトリウム液に浸す，または80℃5分以上の殺菌消毒）などが挙げられる．

■**重要3**：**エンテロトキシン（毒素）は耐熱性**であることに注意する．

ぶどう球菌や腸管出血性大腸菌が産生するエンテロトキシン（毒素）は耐熱性なので，加熱によっても壊れない．菌の増殖自体を抑制することが必要である．

3.6 食　　事

・食卓につく前に手を洗う．
・清潔な食器と器具を使用して盛り付ける．
・菌が増殖するので，料理を室温に放置しない．
・『温かい物は温かく，冷たい物は冷たく』すると，よりおいしく感じる．

食べ物の温度は，おおよそ体温±（25〜30℃）の状態がおいしく感じるといわれている．すなわち，温かい食べ物はおおよそ60〜65℃，冷たい食べ物は5〜10℃が適切である．

また，果物の甘味（フルクトース）は，冷却により分子構造変化がおこって甘味度が増すため，冷やして食べるとより甘くおいしくなる．

その他残った食品についての注意としては，
・残菜をなるべくださないように，調理する量を考える
・残菜は清潔な容器に入れて，冷蔵庫で保管する
・再度食べる時は，再加熱（75℃以上）する．汁物は再沸騰する
・衛生に不安を感じたら捨てる
などを心がけるとよい．

4. 大量調理における安全と安心
4.1 「大量調理施設衛生管理マニュアル」について

集団食中毒の予防のため，大量調理施設衛生管理マニュアルという食品衛生管理指針が，厚生労働省医薬食品局食品安全課からだされている．大量調理施設とは，同一メニューを1回300食以上または1日750食以上を提供する調理施設を指す．

このマニュアルは，腸管出血性大腸菌やノロウイルス感染事件など，その時々におこった重大な問題に対応して改正がたびたび行われ，新しいマニュアルが，都道府県知事，保健所設置市長，特別区長宛に送付される．最新の改正は平成25年10月22日に行われた．

4.2 「大量調理施設衛生管理マニュアル」の内容

Ⅰ趣旨，Ⅱ重要管理事項，Ⅲ衛生管理体制からなり，HACCPに従って大量調理の衛生管理方法が定められている．

特に「Ⅱ重要管理事項」には調理現場での具体的な管理方法が記されている．内容は，4章3項で記した6つのポイントに沿ったものであるが，一段と詳細で厳密なマニュアルになっている．概要を以下に記す．

① 原材料の受け入れ・下処理（生産者名，納入業者名，納入温度，納入量など）
② 加熱調理食品の加熱温度
③ 二次汚染の防止（調理従事者の手洗い，原材料の保管場所，施設の目的別区域設置，調理機器の用途別用意と洗浄，シンクの用途別設置，水質，作業場所の特定など）
④ 食品の温度管理（原材料保管，調理済み食品保管，配送中の温度など）
⑤ その他（施設の構造，施設の管理，検食の保存，調理従事者の衛生管理，廃棄物処理など）．

さらに，これらの衛生管理の実施記録とその保存が求められている．

■参考文献

1) 山崎清子，島田キミエ，渋川祥子，下村道子，市川朝子，杉山久仁子，NEW調理と理論，第一版，同文書院，2011．
2) 厚生労働省ホームページ，「食中毒」
3) 厚生労働省医薬食品局食品安全課，大量調理施設衛生管理マニュアル，2013．
4) 香川芳子監修，食品成分表，女子栄養大学出版部，2013．
5) 吉田真美，永田忠博，管理栄養士の基礎化学，アイ・ケイコーポレーション，2013．
6) 今井悦子，香西みどり，吉田真美，食材と調理の科学，アイ・ケイコーポレーション，2012．
7) 久保田紀久枝，森光康次郎編，食品学　第2版，東京化学同人，2008．
8) 厚生労働省，日本人の食事摂取基準　2010年版，第一出版，2009．

〔吉田真美〕

第9章　食品表示制度の作られ方
―食品表示法を中心に―

　食品表示は，生産者・製造者が消費者に情報を届ける大切な手段であり，消費者は食品表示を参考に商品を選び，期限表示や保存方法を守って管理を行い，安全に口にすることができる．しかし，食品表示のルールは複雑で，事業者にとっても消費者にとっても，とてもわかりにくい．その要因の一つとして，食品の表示に関する法律が複数あることが挙げられる．

　現在の表示制度を少しでもわかりやすくする目的で，消費者庁は主な食品表示の法律を一元化する検討が行われ，2013年6月，新しい法律「食品表示法」が国会で成立した．

　新法がどのように決定されたか，政策の決定までの過程を振り返り，どのような検討が行われてきたのかを紹介する．

1. 食品表示の諸制度が消費者庁に移管されるまで

　現在の食品表示の法律は，戦後間もなくできた「食品衛生法」や「農林物資の規格化および品質表示の適正化に関する法律」（JAS法）などで規定されたもので，それぞれの目的のもと，時代ごとに表示のルールが定められてきた（**図1**）．

　「食品衛生法」は安全・衛生の観点で，食品添加物やアレルギー表示などを規定している．また，「JAS法」は，品質に関する表示で消費者の選択に資するものとなっており，原材料，原産地などを規定している．また，二つの法律には重複して規定されている項目があり，具体的には名称，保存方法，消費期限または賞味期限などである（**図2**）．

　さらに不当表示を禁止する「景品表示法」や，内容量が正しいかどうかにかかる「計量法」なども食品に限定された法律ではないが食品表示に関わっており，違反した場合の罰則が設けられている．

食品の表示関連諸制度

①**JAS法（農林物資の規格化及び品質表示の適正化に関する法律）**
　消費者の選択のための表示基準
②**食品衛生法**
　公衆衛生の見地から販売する食品に定められている表示基準
③**健康増進法による栄養成分表示**
　栄養表示基準や保健機能食品（特定保健用食品など）
④**不当景品類及び不当表示防止法（景表示法）**
　不当な表示の禁止及び公正競争規約
⑤**薬事法**
　食品に対する医薬品的な効能効果の表示を禁止
⑥**計量法**
　内容量等の表示
⑦**不正競争防止法**
　事業間の公正な競争を目的とした法律．商品の原産地や品質，内容，製造方法などを偽ったり誤認させる行為などを禁止

消費者庁のもと，3つの法律が一つになって新しい食品表示法が2013年6月に成立

一般に流通している生鮮食品，加工食品に義務付ける表示を決めたもの

＊他にもトレーサビリティ法，容器包装リサイクル法，PL（製造物責任）法や各種ガイドライン（水産物の名称のガイドライン，特別栽培農産物ガイドライン，外食における原産地表示など）

図1　食品表示に関連する法制度

　食品表示は平成に入ってから，「遺伝子組換え食品表示」，「アレルギー物質の表示」，「原料原産地表示」など，義務付けられる表示項目が増えてきた．表示項目はその時々の社会の関心，新しい科学技術の進展などから次々と増える傾向にある．それに伴い，食品表示の一括表示欄はびっしりと小さな字で埋められ，消費者にとってわかりづらいものになってきた．そこで，法律を一本化する声が高まってきたのである．

　2002年に厚生労働省，農林水産省共催で開催された「食品の表示に関する懇談会」（2011年9月消費者庁が設置する）では，既に法律の一元化を求める意見が出されている．しかし，この時点では時期尚早とされ，現行制度においての用語の統一など，その後の「食品の表示に関する共同会議」（2011年9月消費者庁が設置する）において検討されることになった．

　そうした間にも，産地偽装の表示事件などが相次ぎ，2007年には「白い恋人」や「赤福」などの大手の食品会社の偽装表示も明らかになり，消費者の事業者に対する信頼が失われることになった．こうした背景の中で，2009年9月に消費者庁が設立された．

　消費者庁の使命は「消費者行政の舵取り役として，消費者が主役となって，

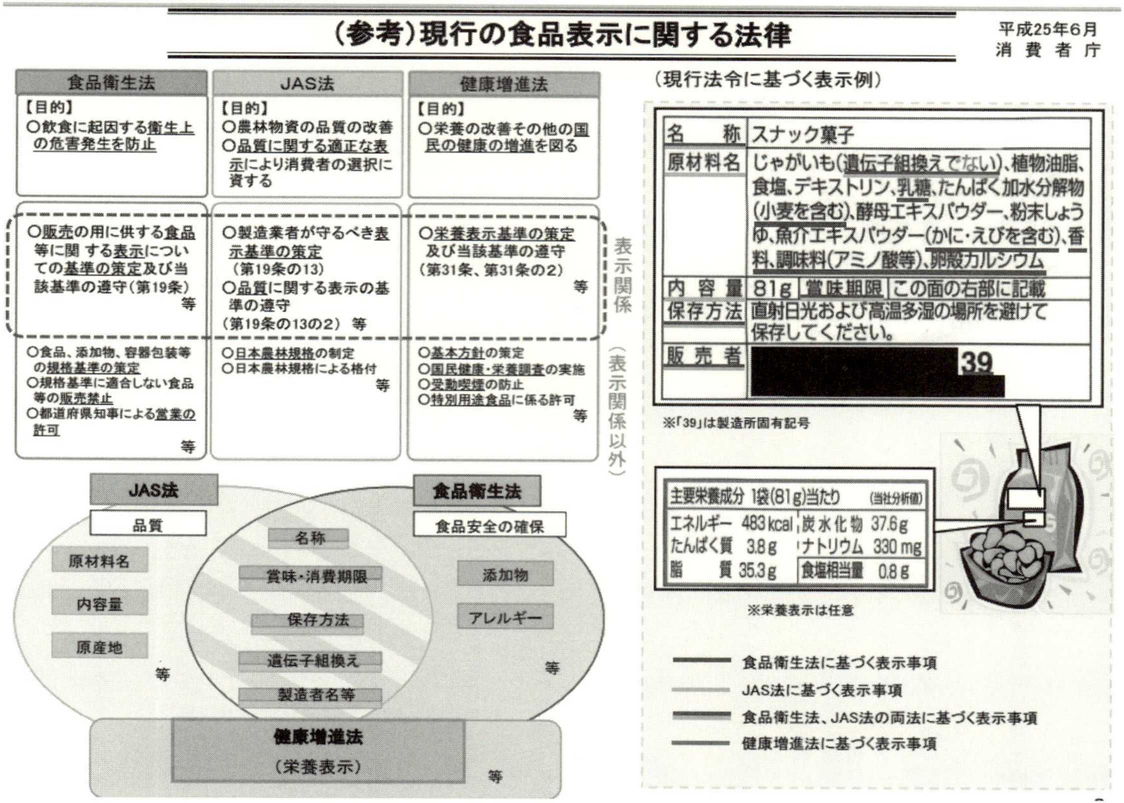

平成25年6月
消 費 者 庁

（参考）現行の食品表示に関する法律

（現行法令に基づく表示例）

名　称	スナック菓子
原材料名	じゃがいも（遺伝子組換えでない）、植物油脂、食塩、デキストリン、乳糖、たんぱく加水分解物（小麦を含む）、酵母エキスパウダー（かに・えびを含む）、魚介エキスパウダー（アミノ酸等）、膨張剤、カルシウム
内容量	81g【賞味期限　この面の右部に記載
保存方法	直射日光および高温多湿の場所を避けて保存してください。
販売者	

※「39」は製造所固有記号

主要栄養成分　1袋(81g)当たり（当分析値）
エネルギー　483kcal、炭水化物　37.6g
たんぱく質　3.8g、ナトリウム　330mg
脂質　35.3g、食塩相当量　0.8g

※栄養表示は任意

― 食品衛生法に基づく表示事項
━ JAS法に基づく表示事項
＝ 食品衛生法、JAS法の両法に基づく表示事項
＝ 健康増進法に基づく表示事項

食品衛生法
【目的】
○飲食に起因する衛生上の危害発生を防止

○販売の用に供する食品の規格基準の制定及びその基準の遵守並びに該当表示の遵守（第19条）
○食品、添加物、容器包装等の規格基準の制定
○残留基準に適合しない食品等の販売禁止
○都道府県知事による名称の許可

JAS法
【目的】
○農林物資の品質の改善
○品質に関する適正な表示により消費者の選択に資する

○製造業者が守るべき表示基準の策定（第19条の13）
○品質に関する表示の基準の遵守（第19条の13の2）等
○日本農林規格の制定
○日本農林規格による格付

健康増進法
【目的】
○栄養の改善その他の国民の健康の増進を図る

○栄養表示基準及び当該基準の遵守（第31条、第31条の2）

○基本方針の策定
○国民健康・栄養調査の実施
○受動喫煙の防止
○特別用途表示に係る許可 等

（表示関係）

（表示関係以外）

食品衛生法
食品安全の確保
- 添加物
- アレルギー
- 等

JAS法
品質
- 名称
- 賞味・消費期限
- 保存方法
- 遺伝子組換え
- 製造者名等

健康増進法
（栄養表示）

- 原材料名
- 内容量
- 原産地
- 等

図2　現行の食品表示に関する法律

第9章 食品表示制度の作られ方—食品表示法を中心に— 95

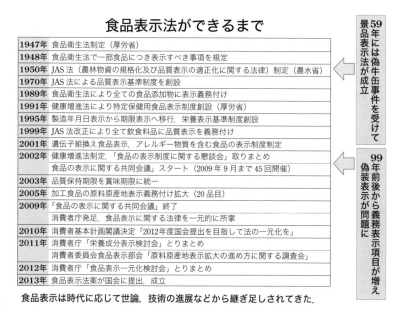

図3 食品表示法ができるまでの変遷

安心して安全で豊かに暮らすことができる社会を実現する」である．食品表示は消費者の大きな関心事であることから，消費者庁の発足時に，厚生労働省の食品衛生法や健康増進法の食品表示に関わる分野，農林水産省のJAS法の表示に関わる分野は，消費者庁に権限が移管された．また2010年3月に閣議決定された消費者基本計画には，食品表示の複数の法律を一元化する方針も盛り込まれた．

消費者庁ができてからは，食品表示の政策決定はすべて消費者庁に移行した．健康食品や栄養成分などの表示に関わる検討会が次々と消費者庁の中に設置され，消費者視点が重視される中で食品表示の検討が急ピッチで進められることになったのである（**図3**）．

2. 消費者庁「食品表示一元化検討会」の決定事項

消費者庁が発足した2年後，2011年9月に消費者庁は「食品表示一元化検討会」を設置し，消費者団体，学識者，事業者などの委員による検討が開始された．ここでの検討が新しい「食品表示法」の原点となっている．

検討会は2012年8月まで12回にわたって開催され，同月，報告書がまとめられた．報告書では食品表示に関する複数の法律のうち，「食品衛生法」，「JAS法」，「健康増進法」の食品表示に関わる部分を一元化することとし新たな法律をつくることとしている．前半はその基本的な考え方について記述している．後半部分は，栄養表示についてまとめている（**図4**）．

　栄養表示の義務化は「食品表示一元化検討会」で決めたポイントの一つである．国際的な動向や各国の表示の実態をみても，日本の食品表示制度の中で栄養表示は遅れている．検討会では，事業者団体などから強い反対があったが，今後の健康・栄養政策において重要な役割を果たすことから義務化に向けての環境整備を進めつつ，導入を決めた．新法施行後5年以内，2020年ごろまでに栄養表示は原則，義務化される．

　また，検討会では「加工食品の原料原産地表示」についても多くの時間が割かれて検討が行われた．一部の消費者団体からは，全ての加工食品の主たる原材料に原料原産地表示を義務付けることが要求された．しかし，実行可能性や食の安全に対する誤解を助長することになるのではないか，といった懸念の声も出され結論は先送りされた．

　一元化検討会の方向性は，現状の義務表示の内容について基本的に維持しつつ，より多くの情報を表示するのではなく，より重要な情報が確実に消費者に伝わることを重要としたものである．

　検討会では様々な立場の意見が出されたが，一致した意見としては「食品の安全確保に係る情報を消費者に確実に届ける」ということであった．重要となる情報は消費者各人によって異なるが，ここではすべての消費者にとって必要な安全確保の情報は，「アレルギーの表示，消費期限，保存方法」とされたのである．

　また，これまでは表示項目を増やすことばかりが検討されてきたが，今後の義務表示の義務付けの方向性については「表示により情報が得られるメリットと，表示に要するコストと言うデメリットを消費者にとってバランスさせることが重要」という記述が盛り込まれた．

　こうして，検討会では表示項目の中でも重要なのは安全に関する情報であるということが報告書には盛り込まれ，これまで次々と増やされてきた義務表示項目の考え方が整理されることになった．また，現行制度では「食品衛生法」

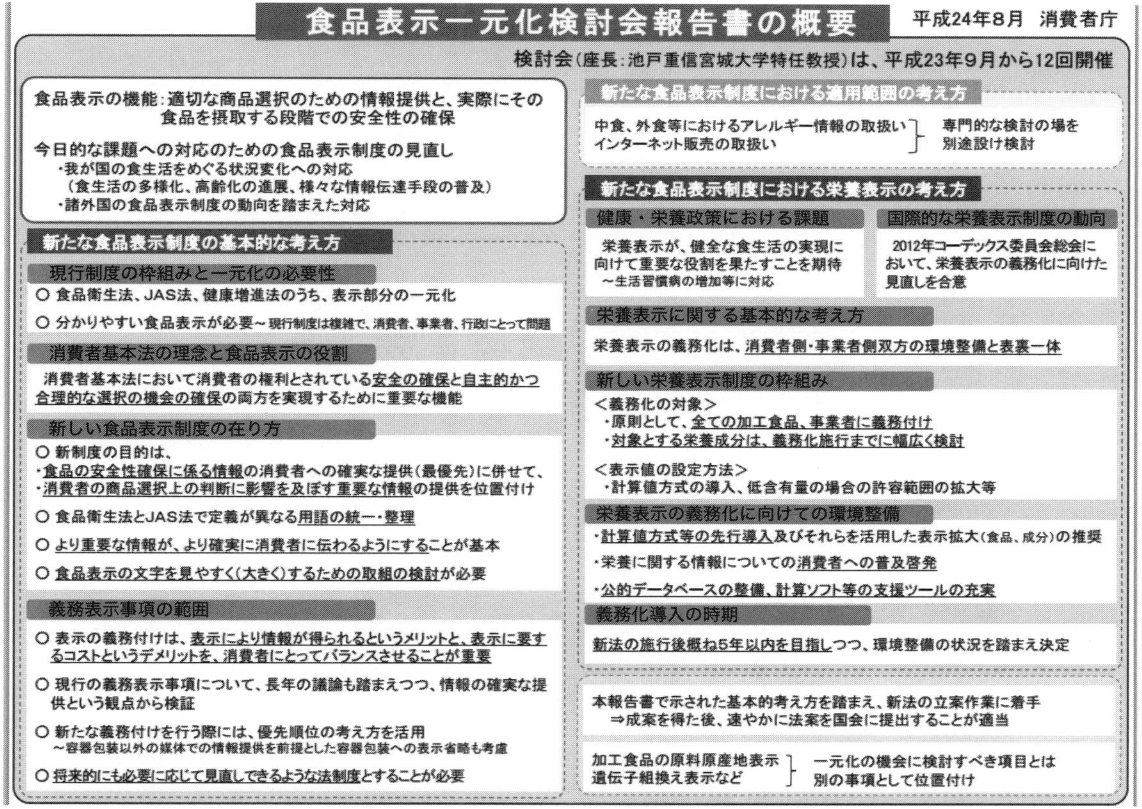

食品表示一元化検討会報告書の概要
平成24年8月　消費者庁
検討会(座長:池戸重信宮城大学特任教授)は、平成23年9月から12回開催
食品表示の機能:適切な商品選択のための情報提供と、実際にその食品を摂取する段階での安全性の確保
今日的な課題への対応のための食品表示制度の見直し
・我が国の食生活をめぐる状況変化への対応
(食生活の多様化、高齢化の進展、様々な情報伝達手段の普及)
・諸外国の食品表示制度の動向を踏まえた対応
新たな食品表示制度の基本的な考え方
現行制度の枠組みと一元化の必要性
○ 食品衛生法、JAS法、健康増進法のうち、表示部分の一元化
○ 分かりやすい食品表示が必要～現行制度は複雑で、消費者、事業者、行政にとって問題
消費者基本法の理念と食品表示の役割
消費者基本法において消費者の権利とされている安全の確保と自主的かつ合理的な選択の機会の確保の両方を実現するために重要な機能
新しい食品表示制度の在り方
○ 新制度の目的は、
・食品の安全性確保に係る情報の消費者への確実な提供(最優先)に併せて、
・消費者の商品選択上の判断に影響を及ぼす重要な情報の提供を位置付け
○ 食品衛生法とJAS法で定義が異なる用語の統一・整理
○ より重要な情報が、より確実に消費者に伝わるようにすることが基本
○ 食品表示の文字を見やすく(大きく)するための取組の検討が必要
義務表示事項の範囲
○ 表示の義務付けは、表示により情報が得られるというメリットと、表示に要するコストというデメリットを、消費者にとってバランスさせることが重要
○ 現行の義務表示事項について、長年の議論も踏まえつつ、情報の確実な提供という観点から検証
○ 新たな義務付けを行う際には、優先順位の考え方を活用
～容器包装以外の媒体での情報提供を前提とした容器包装への表示省略も考慮
○ 将来的にも必要に応じて見直しできるような法制度とすることが必要
新たな食品表示制度における適用範囲の考え方
中食、外食等におけるアレルギー情報の取扱い
インターネット販売の取扱い
専門的な検討の場を別途設け検討
新たな食品表示制度における栄養表示の考え方
健康・栄養政策における課題
栄養表示が、健全な食生活の実現に向けて重要な役割を果たすことを期待
～生活習慣病の増加等に対応
国際的な栄養表示制度の動向
2012年コーデックス委員会総会において、栄養表示の義務化に向けた見直しを合意
栄養表示に関する基本的な考え方
栄養表示の義務化は、消費者側・事業者側双方の環境整備と表裏一体
新しい栄養表示制度の枠組み
<義務化の対象>
・原則として、全ての加工食品、事業者に義務付け
・対象とする栄養成分は、義務化施行までに幅広く検討
<表示値の設定方法>
・計算値方式の導入、低含有量の場合の許容範囲の拡大等
栄養表示の義務化に向けての環境整備
・計算値方式等の先行導入及びそれらを活用した表示拡大(食品、成分)の推奨
・栄養に関する情報についての消費者への普及啓発
・公的データベースの整備、計算ソフト等の支援ツールの充実
義務化導入の時期
新法の施行後概ね5年以内を目指しつつ、環境整備の状況を踏まえ決定
本報告書で示された基本的考え方を踏まえ、新法の立案作業に着手
⇒成案を得た後、速やかに法案を国会に提出することが適当
加工食品の原料原産地表示
遺伝子組換え表示など
一元化の機会に検討すべき項目とは別の事項として位置付け

図4　食品表示一元化検討会の報告書概要

と「JAS法」の間で用語の定義や使われ方が異なるなどの問題点が指摘されていたが，検討会ではこの点も一本化するように示している．たとえば天日干しの乾燥果実については，食品衛生法では「生鮮食品」，JAS法では「加工食品」に定義されるなどの違いがあるが，新法の表示基準では一本化される．

3. 新しい法律「食品表示法」の法案

前述した「食品表示一元化検討会」の報告書を受けて，2013年4月5日に食品表示法案が国会に提出された．

法案は全部で23条からなる．第1条は目的，第2条は定義，第3条は基本理念，第4条は表示基準をつくること，第5条はそれを守ること，そして第6条から指示，取締，それに従わなかったら命令できるということが書かれている．また第11条が適格消費者団体の差止請求権，第12条が申出制度，雑則と続く．第17条以降は罰則となる（図5）．

第1条の目的は報告書のとおり，3法を一元化してそれぞれの目的を並列に組み合わせたものとなった．また，法案の中で消費者，事業者双方にとって重要なのは，第3条の基本理念である．これは，現行の食品表示に関する法律のどれにも書かれていない条文だ．消費者庁は，「消費者基本法」を踏まえることが原則なので，「消費者基本法」の基本理念第2条をそのまま基本理念に持ってきている．こうして消費者の「権利の尊重」と「自立の支援」が盛り込まれた．また，これと並列で「小規模事業者の事業活動に及ぼす影響等に配慮」という一文が盛り込まれている．

実は，食品表示一元化検討会の報告書には，第2条の基本理念の第2項「小規模事業者に対する配慮」といった文言はない．この一文がでてきたのは，報告書が発表されて法案が出来るまでの間に，民主党から自民党に政権が交代したことによるところが大きい．政権交代後に法案が作成され，民主党政権時には考慮されなかった事業者への配慮が，こうした一文となって盛り込まれることになったのである．

食品表示法は個別法であり，事業者に義務付けさせる表示内容を定めるものである．ここに「権利」という言葉を入れると，「情報の開示の徹底を求める」ことが消費者の知る権利となり，これが行き過ぎると「何でも知りたい消費者のために，義務表示項目を増やせ」となり事業者の権利や公正な競争の確保が

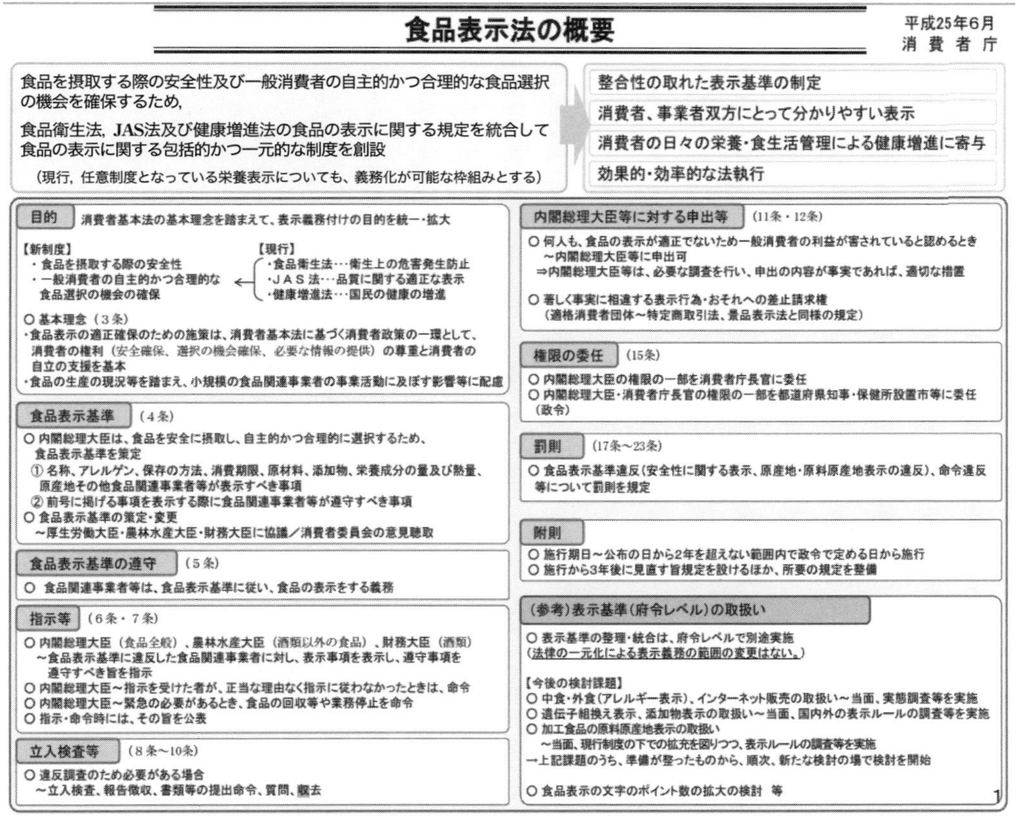
食品表示法の概要
平成25年6月
消費者庁
食品を摂取する際の安全性及び一般消費者の自主的かつ合理的な食品選択の機会を確保するため,
食品衛生法, JAS法及び健康増進法の食品の表示に関する規定を統合して食品の表示に関する包括的かつ一元的な制度を創設
(現行, 任意制度となっている栄養表示についても、義務化が可能な枠組みとする)
整合性の取れた表示基準の制定
消費者、事業者双方にとって分かりやすい表示
消費者の日々の栄養・食生活管理による健康増進に寄与
効果的・効率的な法執行
目的　消費者基本法の基本理念を踏まえて、表示義務付けの目的を統一・拡大
【新制度】
・食品を摂取する際の安全性
・一般消費者の自主的かつ合理的な食品選択の機会の確保
【現行】
・食品衛生法…衛生上の危害発生防止
・JAS法…品質に関する適正な表示
・健康増進法…国民の健康の増進
○ 基本理念（3条）
・食品表示の適正確保のための施策は、消費者基本法に基づく消費者政策の一環として、消費者の権利（安全確保、選択の機会確保、必要な情報の提供）の尊重と消費者の自立の支援を基本
・食品の生産の現況等を踏まえ、小規模の食品関連事業者の事業活動に及ぼす影響等に配慮
食品表示基準　（4条）
○ 内閣総理大臣は、食品を安全に摂取し、自主的かつ合理的に選択するため、食品表示基準を策定
① 名称、アレルゲン、保存の方法、消費期限、原材料、添加物、栄養成分の量及び熱量、原産地その他食品関連事業者等が表示すべき事項
② 前号に掲げる事項を表示する際に食品関連事業者等が遵守すべき事項
○ 食品表示基準の策定・変更
～厚生労働大臣・農林水産大臣・財務大臣に協議／消費者委員会の意見聴取
食品表示基準の遵守　（5条）
○ 食品関連事業者等は、食品表示基準に従い、食品の表示をする義務
指示等　（6条・7条）
○ 内閣総理大臣（食品全般）、農林水産大臣（酒類以外の食品）、財務大臣（酒類）
～食品表示基準に違反した食品関連事業者に対し、表示事項を表示し、遵守事項を遵守すべき旨を指示
○ 内閣総理大臣～指示を受けた者が、正当な理由なく指示に従わなかったときは、命令
○ 内閣総理大臣～緊急の必要があるとき、食品の回収等や業務停止を命令
○ 指示・命令時には、その旨を公表
立入検査等　（8条～10条）
○ 違反調査のため必要がある場合
～立入検査、報告徴収、書類等の提出命令、質問、収去
内閣総理大臣等に対する申出等　（11条・12条）
○ 何人も、食品の表示が適正でないため一般消費者の利益が害されていると認めるとき
～内閣総理大臣等に申出可
⇒内閣総理大臣等は、必要な調査を行い、申出の内容が事実であれば、適切な措置
○ 著しく事実に相違する表示行為・おそれへの差止請求権
（適格消費者団体～特定商取引法、景品表示法と同様の規定）
権限の委任　（15条）
○ 内閣総理大臣の権限の一部を消費者庁長官に委任
○ 内閣総理大臣・消費者庁長官の権限の一部を都道府県知事・保健所設置市等に委任（政令）
罰則　（17条～23条）
○ 食品表示基準違反（安全性に関する表示、原産地・原料原産地表示の違反）、命令違反等について罰則を規定
附則
○ 施行期日～公布の日から2年を超えない範囲内で政令で定める日から施行
○ 施行から3年後に見直す旨規定を設けるほか、所要の規定を整備
（参考）表示基準（府令レベル）の取扱い
○ 表示基準の整理・統合は、府令レベルで別途実施
（法律の一元化による表示義務の範囲の変更はない。）
【今後の検討課題】
○ 中食・外食（アレルギー表示）、インターネット販売の取扱い～当面、実態調査等を実施
○ 遺伝子組換え表示、添加物表示の取扱い～当面、国内外の表示ルールの調査等を実施
○ 加工食品の原料原産地表示の取扱い
～当面、現行制度の下での拡充を図りつつ、表示ルールの調査等を実施
→上記課題のうち、準備が整ったものから、順次、新たな検討の場で検討を開始
○ 食品表示の文字のポイント数の拡大の検討　等
1

図5　食品表示法の概要

阻害されることにもなりかねない．事業者にとっては実行可能性の低いものになり，間違いも起きやすくなる．このような配慮から，基本理念に「消費者のため」と「事業者への配慮」と，相反する観点が，自民党政権で盛り込まれることになった．

なお，政策決定の過程において，前述した消費者庁の検討会はすべて公開で行れてきた．また検討会の間も検討会後もパブリックコメントや意見交換会は何度も行われ，透明性にはかなり配慮されていた．しかし，法案作成時には消費者庁と各政党の国会議員とのやり取りになり，その政策過程は公開されていない．

また，報告書には盛り込まれていない内容が法案に盛り込まれたのは，ここだけではない．第11条・12条の内閣総理大臣等に対する申出等もその一つである．ここでは「適格消費者団体による差止請求権」の規定が新たに設けられている．特定商取引に関する法律や「景品表示法」ではこの規定があるが，「食品表示法」にも同様に設定されたことになる．

この規定は，国が認めた適格消費者団体（全国で現在11団体）が食品表示法上問題のある事業者に対して差止を請求できる仕組みだが，現状において食品表示制度は監視執行体制が機能しており，消費者団体がどこまで表示の偽装を科学的に証明できるのか，疑問である．しかし，消費者の権利を重んじる消費者庁の新法ということから，新たにこの規定が設けられた．

4．食品表示法の国会審議

食品表示法案は2013年4月5日に閣議決定された後，5月に衆議院，6月に参議院の消費者問題に関する特別委員会で審議が行われた．本会議もあわせると，今国会で食品表示法案に費やされた時間は20時間弱になる．審議の内容はインターネット中継されている．

国会の審議中には，第3条の基本理念について複数の野党議員が取り上げている．「消費者のため」と「事業者への配慮」という二つの観点について，消費者庁としてはどちらに重点をおくのか問い質す場面が何度もみられた．

これに対して森まさこ国務大臣（消費者及び食品安全担当）は，「消費者と事業者はWIN-WINの関係である」，「どちらも大事」，「車の両輪である」と答えている．このように表現は異なるが基本的な姿勢はぶれていなかった．民主党

の政権時には「消費者の権利」が強く主張されていたことを考えると，食品表示の政策決定は政治の影響を強く受けることがわかる．

　なお，国会では衆参を通して様々な質問が出されたが，食物アレルギーについて関心が高まっていることから，この問題について多数の議員から質疑が出されたのも特徴的だった．食品表示法案では，第4条の表示基準の中に食物アレルギーに関する記述が入っていなかったことから，衆議院では議員による修正案が出され，第4条の食品表示基準の中に「アレルゲン（食物アレルギーの原因となる物質をいう）」という言葉が入ることになった．

　さらに執行体制の一元化を求める意見も多く出された．食品表示法案では，第6・7条で指示，命令，公表について，第8・9条で立ち入り検査について定められているが，現行の法律よりも規制強化となり，罰則も厳しくなっている．これらを実効的なものにするために，地方の執行体制の部署を持たない消費者庁がどこまでできるのか，問い質すものであった．

　他にも食品表示法案には様々な注文がつき，これらが附帯決議として衆議院では11，参議院では12出された．附帯決議には，法的な拘束力はないものの，今後の努力目標のような位置づけとなる．衆参の附帯決議の内容の多くは重なっているが，意見として強く出されたのが，一元化検討会で先送りされた加工食品の原料原産地表示のあり方，中食・外食のアレルギー表示，食品添加物のあり方について速やかに着手し，スケジュールを具体的に示せ，というものであった．

　さらに，消費者教育の拡充や製造所固有記号についての検討，TPP交渉にあたって遺伝子組換え食品の表示について万全を期すこと，執行体制を充実強化させて問い合わせ等のワンストップ体制を早急に実現すること等が附帯決議に盛り込まれている．このように，食品表示の審議は，その時々の社会的な背景が色濃く反映されるものになる．

　こうして紆余曲折はあったが，これからの食品表示制度の基盤となる食品表示法案が，2013年6月21日参議院本会議で可決され成立した．現在は法律の細かい部分，表示基準について検討がされていて，2015年6月までに法律が施行されることになる．

5. 食品表示法ができてから

　戦後できた「食品衛生法」、「JAS法」が、消費者庁のもとで「食品表示法」という新しい法律に生まれ変わったことは、食品表示行政の歴史上からみても大きな転換点である．

　一方、「食品表示法ができてわかりやすくなるというけど、具体的に何が変わるの？」と聞かれるが、三つの法律を一つにするという大きな枠組みは変わるものの、現在の義務表示の範囲は基本的には変わらない．

　新法は具体的なことを定めておらず、もっと大きな考え方、食品表示を規定する際の「基本理念」や「執行体制」などの枠組みについて定めたものである．そして具体的なこと—栄養表示の成分や範囲、わかりやすくするための文字の大きさ、製造者固有記号の見直しの検討等は、消費者委員会の食品表示部会で2013年12月から半年近くをかけて検討が行われた．消費者庁が出す原案に対して、時には却下し、時には修正を求めながら審議が行なわれた (**図6**)．

　なお、特筆すべきこととして2013年末に起きた冷凍食品のマラチオン混入事件を受けて、消費者庁は製造所固有記号の見直しを急きょ行うことになった．この事件では、自主回収の製品の中にPB商品で製造所を記載しておらず製造所固有記号だけのものがあったことから、最初の自主回収の告知が遅れたことが大きな問題となった．まだ、犯人が見つかっていない翌2014年1月10日の時点で、消費者担当の森まさこ大臣はこの問題を受けて製造所固有記号を見直すことを記者会見で述べている．

　大臣の意向を受けて、消費者庁は製造所の記載を原則義務化とし、製造所固有記号制度は例外として認めるがその条件を厳しくする案をまとめて、消費者委員会に諮問を行っている．この動きも、何か社会的な問題が起こると、表示制度が見直される典型例のように思えてならない．また、アレルギー表示の代替表記も見直されることになり、より細かい表示が義務付けられることになる．消費者庁の説明では「義務表示項目は変わらない」としながらも、細かい内容でより消費者志向が強まる傾向にある．

　ところで、消費者委員会とは消費者庁の関係についても述べておきたい．この二つの機関は独立した組織であり、消費者委員会は消費者庁の原案を審議し答申をする役割がある．表示基準を見直すときに、食品表示部会は消費者志向が強く出る傾向があるが、この視点が一般消費者の視点とずれている場合も

第9章 食品表示制度の作られ方―食品表示法を中心に― 103

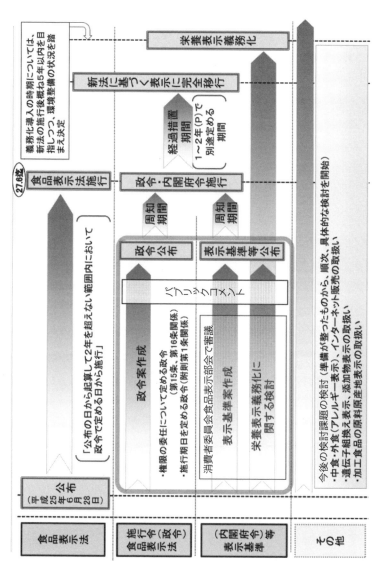

図6 新しい食品表示制度のスケジュール（消費者庁資料より）

往々にしてある．一般消費者の視点を十分に考慮してもらいたいと思う．例えば，「全ての加工食品の原材料の原産地を表示してほしい」と義務表示を求めた場合，一般消費者がどこまで求めているのか，それにかかる相応のコストはどうか，詳細の表示を求めない消費者の負担が増加しないか，実行可能性はどうか，わかりやすさはどうか，様々な観点から検討して表示基準をつくることが求められる．

「食品表示法」が成立したことは喜ばしいことだが，現在行われている表示基準の検討をみても，すぐに食品表示がわかりやすくなるわけではなさそうだ．これまで通り，消費者が食品表示を活用するためには，その表示が何を意味するのか，学びの場が必要である．こうした消費者の自立の支援のためにも，消費者庁には食品表示の普及啓発と消費者教育を拡充してもらいたい．特に栄養表示が義務化されることから，消費者教育が強化されることが求められる．

以上，食品表示法が成立するところまでの政策決定をみてきたが，食品安全に関する規格基準は科学ベースで，食品安全委員会のように科学的に中立性を重んじられることと比較すると，表示制度の政策決定は政治的で不透明な部分も多いことがわかるであろう．消費者庁，消費者委員会には今後，透明性において十分配慮し，十分な検討を行ったうえで新法の表示基準をつくることが求められている．

■参考文献
1) 食品表示法
   http://www.caa.go.jp/foods/pdf/130621_youkou.pdf
2) 食品表示一元化検討会報告書
   http://www.caa.go.jp/foods/pdf/120809_1.pdf
3) 食品表示一元化情報
   http://www.caa.go.jp/foods/index18.html#m01
4) 消費者委員会・食品表示部会
   http://www.cao.go.jp/consumer/kabusoshiki/syokuhinhyouji/index.html

(森田満樹)

第10章　食品表示法について

1. 食品表示とは

　食品表示は消費者に食品に関する情報を提供する重要な役目を持っている．食品表示は生鮮食品と加工食品では大きく異なるが，それぞれに規則があり，その規則を遵守する必要がある．この規則に反して，表示ミスをしてしまうと製品回収を行わなければならないので，食品関連企業にとっては重要な課題である．一方，食品表示は毎年のように変更されるので，常に新しい情報を収集し，それに対応していく必要がある．ここでは食品表示の基礎的な部分のみを解説することに止めるので，実際の表示にあたっては，常に新しい情報を収集するとともに，地方自治体，消費者庁などの行政機関の担当官に問い合わすことも必要になる．

　食品表示とは，製造・販売する企業がその食品の説明を表示し，消費者に情報を提供するものである．消費者が食品を手に取ったとき，その食品がどんな原材料や添加物を使用して，どこで製造されたのかがわかりやすく表示されていなければならない．しかし，加工食品の多様化，流通の国際化，法律の複雑化などにより，食品表示がわかりにくいものとなっている．一方，BSE（牛海綿状脳症）問題，輸入肉偽装表示事件，アレルギー表示違反といったことが消費者の食品表示に対する信頼を失墜させている事実も否定できない．

　消費者の食に関しての信頼を得るためには，ありのままの情報を正しく伝えることが必要である．そのためには情報提供者である製造者や流通業者が正しい知識を持ち，正確な情報を提供する姿勢が重要となる．一方，消費者は提供された情報を正しく読み取るために，食に関する正しい知識の取得が不可欠である．

　現在の食品表示は，食品衛生法，JAS法（農林物資の規格化及び品質表示の適正化に関する法律），不当景品類および不当表示防止法，計量法，健康増進法，薬事法，酒税法，牛肉トレーサビリティ法，米粉トレーサビリティ法など，そ

表1 食品の表示に関わる法律とその内容

法律等の名称	表示等の主旨	対象食品	表示する事項
食品衛生法 (厚生労働省)	飲食による衛生上の危害発生の防止	容器包装に入れられた加工食品（一部生鮮品を含む），鶏卵	・名称，食品添加物，保存方法，消費または賞味期限，製造者氏名と製造所所在地 ・遺伝子組換え食品，アレルギー食品，保健機能食品に関する事項
JAS法 (農林水産省)	品質に関する適正な表示消費者の商品選択に資するための情報表示	一般消費者向けに販売されるすべての生鮮食品，加工食品及び玄米精米	・名称，原材料名，食品添加物，原料原産地名，内容量，消費または賞味期限，保存方法，原産地（輸入品は原産国）名，製造者または販売者（輸入品は輸入者）の名称及び住所 ・遺伝子組換え食品，有機食品に関する事項 ・その他食品分類毎に定められている品質表示基準の事項
不当景品類及び不当表示防止法 (公正取引委員会)	虚偽，誇大な表示の禁止	―	―
計量法 (経済産業省)	内容量等の表示	第13条に規定する特定商品	内容量，表記者の名称及び住所
健康増進法 (厚生労働省)	健康及び体力の維持，向上に役立てる	販売されている加工食品等で，日本語により栄養表示する場合，いわゆる特殊鶏卵	栄養成分，熱量
		特別用途食品	商品名，原材料，認可を受けた理由，認可を受けた表示内容，成分分析表及び熱量，認可証票，採取方法等
	健康の保持増進の効果について虚偽誇大広告等の禁止	食品として販売に供する物	―
薬事法 (厚生労働省)	食品に対する医薬品的な効能効果の表示の禁止	容器包装に入れられた加工食品及びその広告	―
牛肉トレーサビリティ法 (農林水産省)	牛海綿状脳症のまん延を防止するため	全ての国産特定牛肉	固体識別番号または荷口番号

れぞれ趣旨の違う法律に沿って表示することが定められている（**表1**）（**図1**）．

本来，消費者のためにあるべき食品表示が様々な法律により規制されているため，わかりにくいものとなっているのが現状である．これら複数の法律の関係を整理するため，平成14年12月から「食品の表示に関する共同会議」が開催され，製造・加工の定義，魚介類の名称，原料原産地表示，アレルギー物質を含む表示対象品目の見直しなどの事項について審議されてきた．しかし，所轄が違う法律を個別に扱うことには様々な問題があり，平成21年9月1日からは食品表示の窓口を一元化して消費者庁が所管することとなった．これも，窓口が一元化されたのみで表示にかかわる法律自体がまとめられたわけではなかった．そして確認不足による表示違反や故意に表示を偽装した食品は依然として後を絶たない．

これまでの食品表示の法律については，前章の「食品表示制度の作られ方」で詳しく説明されているが，新たな取り組みとして，食品表示に関係する3法（食品衛生法，JAS法，健康増進法）を一元化する法案が国会で可決され，平成25年6月28日に食品表示法が公布された．消費者の適切な商品選択の機会の確保など，より一般的・包括的な目的をもつ食品表示法を新たに定めることに

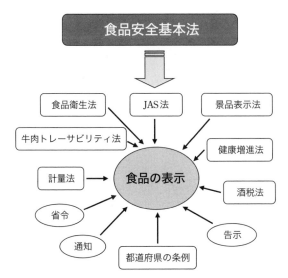

図1 食品表示に関わる法律や条例など

よって，現行の制度的な課題を解決し，食品表示制度の充実・強化を実現することを目的としたものである．

したがって，現在（2014年12月現在）時点での新法制度移行前に明らかになっている表示基準について解説することとなる．

2. 生鮮食品の表示

生鮮食品の表示は，平成12年7月にJAS法の改正が行われ，生鮮食品品質表示基準（生鮮食品品質表示基準　制定平成12年3月31日農林水産省告示第514号）に従った表示が義務付けられている．2015年6月までに施行される食品表示法では生鮮食品を一般用生鮮食品と業務用生鮮食品とに区別されることになる．一般用と業務用とに区別はされるが，これまでの表示基準とは大きな変更はない．

生鮮食品の表示は販売する者が容器もしくは包装の見やすい箇所や，送り状または納品書，製品に近接した掲示や立て札などに定められた事項を表示する．農産物，畜産物，水産物，その他混合品に区分されていて，それらの「名称」と「原産地」が義務表示事項として表示されている．

生鮮食品はそれぞれに生産の実態が異なり，一律に原産地の記載方法を定めることが困難である．したがって，それぞれに対応した原産地の表示方法が定められており，農産物にあってはその土地で収穫されること，畜産物にあっては生まれた場所，飼育された場所，と畜された場所がそれぞれ異なる場合があること，水産物にあっては特定の水域で漁獲されることなどを考慮した原産地の表示方法となっている．

例えば，農産物の場合は「キャベツ」や「みかん」など，その内容を表す一般的な名称を表示する．地域特有の名称がある場合は，その名称が一般に理解される地域であれば，地域特有の名称を表示することができる．例えば，石川県で冬瓜（とうがん）を販売する場合は，名称を「かもうり（かもり）」と表示することも可能である．

原産地表示については，国産品は都道府県名を表示し，輸入品は原産国名を表示する．国産品は市町村名，その他一般に知られている地名（郡名，旧国名など）を，輸入品は一般に知られている地名（州名，省名など）を表示することもできる（**図2**）．

■都道府県名で表示

名称	キャベツ
原産地	長野県産

■一般的に知られている地名で表示

名称	キャベツ
原産地	信州産

図2　生鮮食品（農産物）の表示例

　畜産物の名称は，「豚肉」，「牛肉」，「鶏肉」など，その内容を表す食肉の種類を表示するが，併せて公正競争規約で定められている部位と食肉の種類を組み合わせて「豚ロース肉」などと表示される．部位の表示が困難な場合は「豚ロース・カレー用」など食肉の種類とその形態を名称として表示することもできる（**図3**）．

　原産地表示については，飼養期間が最も長い国の国名を記載する．最も飼養期間が長い国が日本の場合は，都道府県名，市町村名，一般に知られている地名を表示することができる．ただし，産地銘柄名で表示する地名と原産地が異なる場合は産地銘柄で表示する地名と原産地の両方を記載する必要がある．

　また，全ての国産牛肉については牛肉トレーサビリティ法により10桁の個体識別番号が印字された耳標が装着される．個体識別番号には牛の出生から死亡またはと畜までの間の管理者や飼養施設の移動などの情報が独立行政法人家畜改良センター作成の個体識別台帳に記録されている．個体識別台帳に記録さ

名称	鶏もも肉
原産地	ブラジル産
内容量	500g
消費期限	○○. ○○. ○○
保存方法	10℃以下で保存
販売者	××スーパー　株式会社 ○○県××市△△・・・・・

図3　生鮮食品（畜産物）の表示例
　　　（パックに入ったもの）

れている牛から得られた牛肉であって，卸売段階における枝肉や部分肉，小売段階における精肉には個体識別番号または荷口番号（個体識別番号以外の番号または記号で個体識別番号に対応するものをいう．）が容器包装もしくは送り状や店舗の見やすい場所に表示される．

個体識別番号で管理されている情報は，独立行政法人家畜改良センターのホームページ（http://www.id.nlbc.go.jp/）にアクセスし，個体識別番号を入力することで，その牛の情報を見ることができる[1]．自分が食する牛肉がどこで生まれてどのような経路をたどってきたのかを検索してみるのも面白いだろう．

和牛，黒豚，銘柄鶏を表示する場合には，それぞれ公正競争規約やガイドライン（食品の表示に関する公正競争規約及び同施行規則，「国産銘柄鶏」の定義及び表示）などで定められたルールに従って表示されている．和牛と表示ができる品種は4品種に限られており，この4品種および，これらを交配させた牛以外の品種に和牛の表示はできない．また，黒豚についてはバークシャー純粋種に限り黒豚と表示することができる．鶏肉についても銘柄鶏や地鶏を謳う場合の品種，飼育方法や期間が定義付けられている[2]．

水産物の中でも特に魚介類の名称についてはJAS法に基づき水産物表示検討会および名称作業部会により検討されたガイドライン（「魚介類の名称のガイドラインについて」（平成19年7月））に従って表示することが推奨されている．ガイドラインでは，成長段階に応じた名称（成長名）や季節に応じた名称（季節名）が，一般に理解されるものであれば名称として表示することができる．例えば，ブリの成長名ではワカシ→イナダ→ワラサ→ブリ（東京），サケの季節名ではアキサケ・アキアジ（秋頃に産卵のために沿岸に回遊してきたもの）などである．また，地域特有の名称（地方名）があるものは，地方名が理解される地域に限って表示することができる．地方名が理解されない地域で販売される場合は，標準和名を併記する．他の一般的なものと差別化を図るために「関サバ」，「越前ガニ」，「明石ダコ」といったブランド名を商品名として表示することは可能であるが，名称としては使用できない．また，養殖物については「養殖」，冷凍物を解凍して販売する場合は「解凍」の文字が表示されている．

原産地表示については，名称と同様にガイドライン（「生鮮魚介類の生産水域名の表示のガイドライン」）に基づき表示されている．国産品の場合は漁獲した

水域名(養殖の場合は養殖場のある都道府県名)を表示する.漁獲した水域が特定できず水域名を表示するのが困難な場合は,水揚げされた港名や水揚港が属する都道府県名を表示することができる.輸入品の場合は,漁労活動が行われた国および漁獲を行った船舶が属する国が原産国として表示される.特に流通過程が複雑なものについては,どの国の船が,どの水域で漁獲し,どの国を経由して輸入されたのかを確認して原産国を表示することが求められている(**図4**).

その他生鮮食品のうち,玄米および精米(容器に入れ,または包装されたものに限る)には「玄米及び精米品質表示基準」(玄米及び精米品質表示基準(平成12年3月31日農林水産省告示第515号))が適用される.米は名称,原料玄米,内容量,精米年月日,販売業者などの名称と住所および電話番号が表示される.原料玄米の項目では米の産地,品種,産年,米の割合を表示することが定められている.

また,平成20年9月に事故米穀が食用等に横流しされた事案が発覚したことを受けて,米穀等の適正かつ円滑な流通を確保するため「主要食糧の需給及び価格の安定に関する法律」の一部が改正された.併せて,22年10月1日に「米穀等の取引等に係る情報の記録及び産地情報の伝達に関する法律(米トレーサビリティ法)」が制定された.対象品目は米(精米や玄米)や米加工品(だんご,せんべい,あられ,清酒,単式蒸留焼酎等)となっている.食品としての安全性等に問題が生じた際に,流通ルートの速やかな特定と問題商品の確実な回収を

名称	メバチマグロ　刺身用(解凍)
原産地	韓国産　(北太平洋)
内容量	500g
消費期限	○○. ○○. ○○
保存方法	10℃以下で保存
販売者	××スーパー　株式会社 ○○県××市△△・・・・・

韓国籍の船が北太平洋で漁獲したメバチマグロの場合

図4　生鮮食品(水産物)の表示例
(パックに入ったもの)

図るため，また，米や米加工品の原材料米の産地情報を消費者へ伝達することが目的である．

鶏卵については，生鮮食品品質表示基準，食品衛生法，鶏卵規格取引要綱（平成12年12月1日農林水産事務次官通知第5の5（鶏卵規格取引の格付け責任者及びその指導を行う者））に基づき名称と原産地のほか，期限表示，選別包装者，使用方法などを表示することが定められている．

3. その他の生鮮食品と加工食品の区分について

一般的に生鮮食品の範疇に入ると判断されるようなものでも，加工食品とし

表2 生鮮食品と加工食品の区別例

製造・加工方法	生鮮および加工食品の区別
尾部（および殻）のみを短時間加熱（ブランチング）により赤変させた大正エビ	加工食品 （食品の一部のみを短時間加熱することによって加工食品とみなされる）
鍋セット	加工食品 （魚または食肉と野菜を組み合わせることによって加工食品とみなされる） ※食品表示法では，「盛合わせ」は生鮮食品となり，「混合」は加工食品
蒸しダコ	加工食品 （蒸すことが加工とみなされる）
身を取り出し，内臓を除いた上で冷凍した赤貝のむき身	生鮮食品 （身の取り出し，内臓除去，冷凍は加工とみなされない）
鯵のたたき	生鮮食品 （鯵を細切れたもので加工とは見なされない。ただし，ネギや薬味と混合されているものは加工食品とみなされる）
1種類の魚のカマや身アラの詰め合わせ	生鮮食品 （複数の部位の組み合わせであっても，同一種類の魚から構成されているものは生鮮食品）

ての表示が要求されているものがある．例えば，単品の野菜を単に切断した「カット野菜」は生鮮食品であるが，複数の野菜を切断して，混ぜ合わせた「サラダミックス」，「炒め物ミックス」などは加工食品に該当する．また，ブランチングも加熱に該当し，加工食品となる（**表2**）．

　食品表示法では，これまでの食品衛生法とJAS法での「製造」と「加工」の区分を明確にしたことで，異種混合品の区分が変更される．これまでは「組合せ・盛合わせ」「混合」が加工食品に区分されていたが，今後は「組合せ・盛合わせ」が生鮮食品で，「混合」が加工食品となる．単品または同一種類の農産物，畜産物，水産物を切断して混合したものに区分の変更はないが，複数の種類の農産物，畜産物，水産物を切断し「組合せ・盛合わせ」されたものは生鮮食品の扱いとなり，「混合」はこれまでと同様に加工食品の扱いとなる．

4. 加工食品の表示

　加工食品であって，容器に入れ，または包装されたものについては，JAS法に基づく加工食品品質表示基準（加工食品品質表示基準　制定平成12年3月31日農林水産省告示第513号）が適用される．加工食品品質表示基準では，食品の表示に関する各法令で要求されている表示事項と原材料表示などを包括して一箇所に表示することが定められている．その一例を**図5**に示した．全ての加

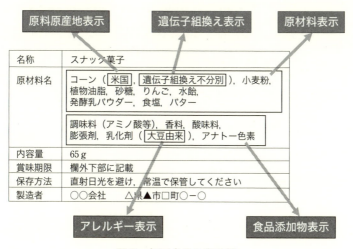

図5　加工食品の表示例

表3 加工食品とされる食品

1	麦類（精麦）
2	粉類（米粉，小麦粉，雑穀粉，豆粉，いも粉，調製穀粉，その他の粉類）
3	でん粉（小麦でん粉，とうもろこしでん粉，甘しょでん粉，馬鈴しょでん粉，タピオカでん粉，サゴでん粉，その他のでん粉）
4	野菜加工品（野菜缶・瓶詰，トマト加工品，きのこ類加工品，塩蔵野菜（漬物を除く），野菜漬物，野菜冷凍食品，乾燥野菜，野菜つくだ煮，その他の野菜加工品）
5	果実加工品（果実缶・瓶詰，ジャム・マーマレード及び果実バター，果実漬物，乾燥果実，果実冷凍食品，その他の果実加工品）
6	茶，コーヒー及びココアの調製品（茶，コーヒー製品，ココア製品）
7	香辛料（ブラックペッパー，ホワイトペッパー，レッドペッパー，シナモン（桂皮），クローブ（丁子），ナツメグ（肉ずく），サフラン，ローレル（月桂葉），パプリカ，オールスパイス（百味こしょう），さんしょう，カレー粉，からし粉，わさび粉，しょうが，その他の香辛料）
8	めん・パン類（めん類，パン類）
9	穀類加工品（アルファー化穀類，米加工品，オートミール，パン粉，ふ，麦茶，その他の穀類加工品）
10	菓子類（ビスケット類，焼き菓子，米菓，油菓子，和生菓子，洋生菓子，半生菓子，和干菓子，キャンデー類，チョコレート類，チューインガム，砂糖漬菓子，スナック菓子，冷菓，その他の菓子類）
11	豆類の調製品（あん，煮豆，豆腐・油揚げ類，ゆば，凍豆腐，納豆，きなこ，ピーナッツ製品，いり豆類，その他の豆類の調製品）
12	砂糖類（砂糖，糖みつ，糖類）
13	その他の農産加工品（こんにゃく，その他1から12に掲げるものに分類されない農産加工食品）
14	食肉製品（加工食肉製品，鳥獣肉の缶・瓶詰，加工鳥獣肉冷凍食品，その他の食肉製品）
15	酪農製品（牛乳，加工乳，乳飲料，練乳及び濃縮乳，粉乳，はっ酵乳及び乳酸菌飲料，バター，チーズ，アイスクリーム類，その他の酪農製品）
16	加工卵製品（鶏卵の加工製品，その他の加工卵製品）
17	その他の畜産加工品（はちみつ，その他14から16に分類されない畜産加工食品）
18	加工魚介類（素干魚介類，塩干魚介類，煮干魚介類，塩蔵魚介類，缶詰魚介類，加工水産物冷凍食品，練り製品，その他の加工魚介類）
19	加工海藻類（こんぶ，こんぶ加工品，干のり，のり加工品，干わかめ類，干ひじき，干あらめ，寒天，その他の加工海藻類）
20	その他の水産加工食品（その他18及び19に分類されない水産加工食品）
21	調味料及びスープ（食塩，みそ，しょうゆ，ソース，食酢，調味料関連製品，スープ，その他の調味料及びスープ）
22	食用油脂（食用植物油脂，食用動物油脂，食用加工油脂）
23	調理食品（調理冷凍食品，チルド食品，レトルトパウチ食品，弁当，そうざい，その他の調理食品）
24	その他の加工食品（イースト，植物性たん白及び調味植物性たん白，麦芽及び麦芽抽出物並びに麦芽シロップ，粉末ジュース，その他21から23に分類されない加工食品）
25	飲料等（飲料水，清涼飲料，酒類，氷，その他の飲料）

工食品を対象とした横断的な基準であり，基本的な表示ルールを義務付けたものである．品目によっては，個別の品質表示基準や公正競争規約を併せて表示するものもある．

食品表示法ではこれまでの改正を踏襲しながら，「個別の品質表示基準という枠組みを取り払った」と言っても，表示ルールはそのまま残しつつ，用語を統一し，法体系を簡略化する．40 以上もあった個別の品質表示基準を，食品については生鮮食品，加工食品，添加物に区分し，それらを一般用と業務用に区分する．また，食品関連事業者などについては「食品関連事業者に係る基準」，「食品関連事業者以外の販売者に係る基準」に区分される．

加工食品の表示項目は，①名称，②原材料名（食品添加物を含む），③内容量，④消費または賞味期限，⑤保存方法，⑥製造者の名称と所在地である．①〜⑥の項目を容器または包装に別記様式で一括して表示することが義務付けられている．その他，②原材料名については，アレルギー物質の表示，遺伝子組換え食品の表示，原料原産地表示が必要となる場合は表示しなければならない．また，輸入品については原産国の表示も必要となる．

食品表示法は一般用加工食品と業務用加工食品に区分されるが，表示項目について大きな変更はされない．表3に食品表示法が定義する加工食品を示した．酒類も加工食品に含まれることが明確にされている．

5. アレルギー物質の表示

食物を摂取した際，身体が食物に含まれるタンパク質（以下アレルギー物質）を異物と認識し，自分の身体を防御するために過敏な反応を起こすことがある．症状は「かゆみ・じんましん」，「唇の腫れ」，「まぶたの腫れ」，「おう吐」，「咳・喘息」などがある．重症な場合は 30 分以内に口腔内違和感や悪心，おう吐，意識障害，血圧低下，発疹，心拍数増加などの症状が全身にあらわれ，ショック症状（アナフィラキシーショック）を起こし，死に至る場合もある．原因となるアレルギー物質の量や体調により反応も様々である．

近年，アレルギー物質を含む食品が原因となる健康被害が散見されている．消費者の健康危害の発生を防止する観点と，安心して食品を選択できるように平成 13 年 4 月よりアレルギー物質を含む全ての食品に表示義務が定められた．アレルギーを引き起こすことが明らかにされた原材料は平成 25 年 9 月に追加

表4 アレルギー物質

分類・規定	名　　称	備　　考
特定原材料 省令による表示義務のある品目 ※表示義務違反対象	卵, 小麦, 乳, えび, かに	症例数が多い
	そば, 落花生	症状が重篤であり生命に関わるため特に注意が必要なもの
特定原材料に順ずるもの 通知により表示を推奨される品目	あわび, いか, いくら, オレンジ, カシューナッツ, キウイフルーツ, 牛肉, くるみ, ごま, さけ, さば, 大豆, 鶏肉, バナナ, 豚肉, まつたけ, もも, やまいも, りんご, ゼラチン	症例数が少なく, 省令で定めるには今後の調査を必要とするもの

された「ごま」,「カシューナッツ」を含む27品目(食品衛生法施行規則及び乳及び乳製品の成分規格等に関する省令の一部を改正する省令(平成13年厚生労働省令第23号))となっている.また,その発症率や重篤性などから表示が義務付けられている特定原材料と表示を推奨される特定原材料に順ずるもの(**表4**)に分けられている.

5.1　アレルギー物質の表示方法

個々の原材料ごとに,アレルギー物質を表示する場合は次のとおりになる.
原材料名:<u>小麦粉</u>, 砂糖, 植物油脂<u>(大豆を含む)</u>, <u>鶏卵</u>, 香料<u>(乳由来)</u>····
この表示方法の利点は,どの原材料に何のアレルギー物質が含まれているかが把握できることである.もう一つは原材料名の最後に一括して表示する方法で,原材料名:<u>小麦粉</u>, 砂糖, 植物油脂, <u>鶏卵</u>, 香料, <u>(原材料の一部に大豆,乳成分を含む</u>)と表示する.ただし,個々に表示する方法(前者)と,一括で表示する方法(後者)を混在して表示することはできない.また,原材料の表示中で繰り返し表示する必要はない.また,表示する文字の大きさや色を変えること,一括表示の枠外に別途強調表示することも可能である.一方,ホームページなどを利用して情報提供を行うことも有効な方法である.

添加物表示の中で,表示を省略することのできる添加物があるが,アレルギー物質を含む添加物の場合は,表示を省略することはできない.

食品表示法では,現状二通り認められている表示方法が原則原材料ごとに表示する個別表示となる.個別表示により消費者の選択の幅が広がるという趣旨

を踏まえての変更となる．もちろん，繰り返し表示されることとなるアレルギー物質については省略が認められる．一度，「しょうゆ（小麦を含む）」と表示すれば，次に表示される原材料名で「〇〇（小麦を含む）」の（小麦を含む）は省略できる．

また，現在の法律で認められているアレルギー物質の代替表記の拡大表記が見直される．これまで「マヨネーズ」「チーズオムレツ」と表示されていれば，「卵」が使用されていることがわかるので，「卵」のアレルギー表示は省略することができた．時代が変わり，「マヨネーズ」「オムレツ」に「卵」が使用されていることを知らない例があることから食品表示法では「マヨネーズ（卵を含む）」「オムレツ（卵を含む）」と表示することになる．

5.2 コンタミネーションについて

アレルギー物質が含まれていない原材料を使用して食品を製造する場合でも，工程上の事情によりアレルギー物質が混入してしまうこと（コンタミネーション）がある．製造者はアレルギー物質を含まない食品から順に製造することや，製造ラインの洗浄徹底などのコンタミネーション防止対策を実施する必要がある．しかし，コンタミネーション防止対策の徹底を図っても混入の可能性が排除できない場合は，アレルギー疾患を有する者に対する注意喚起表示を行うよう努める必要がある．方法としては，「本品製造工場では〇〇を含む製品を生産しています．」などと表示するが，注意喚起表示をする場合であっても「入っているかもしれない」などの表示はできない．

6. 遺伝子組換え食品の表示

遺伝子組換え技術を用いた食品の輸入量増加に伴い，平成13年3月から食品衛生法施行規則及び乳及び乳製品の成分規格等に関する省令の一部を改正する省令（平成13年厚生労働省令第23号），乳を原料とする加工食品に係る表示の基準を定める件（平成13年厚生労働省告示第71号）により遺伝子組換え食品についての表示が実施された．

表示対象物は平成25年にパパイヤが追加されて現在のところ大豆，とうもろこし，じゃがいも，菜種，綿，アルファルファ，てん菜の8農産物と，これらを原料とした加工食品である．表示義務があるのは「遺伝子組換えである場合」と「遺伝子組換えが不分別である場合」であり，小売店などの表示で見か

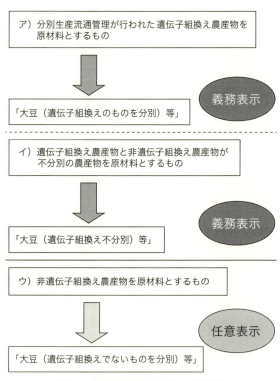

図6 遺伝子組換え食品の表示例

ける「遺伝子組換えではない」は任意表示である（**図6**）.

　また，対象農産物とこれらを原料とした食品全てに表示義務があるわけではない．加工食品の場合は，主な原材料（原材料に占める重量の割合が上位3位までで，かつ，重量の割合が5％以上のもの）については表示義務が発生する．日本国内では遺伝子組換え農産物が商業目的で栽培されていないことや，安全性が確保されない食品を消費者が好ましく思わないことから，「遺伝子組換えである」という義務表示がされた食品はほとんど見かけられない．

7. 原料原産地名の表示

　輸入品を除く生鮮食品に近い加工食品，つまり加工度の低い食品を対象に，その中でも重量の割合が50％以上を占める生鮮食品（原材料）に対して，平成

表5 原料原産地名の表示が必要な加工食品22品目群(加工食品品質表示基準別表2)

1	乾燥きのこ類，乾燥野菜及び乾燥果実(フレーク状および粉末状にしたものを除く) 乾しいたけ，かんぴょう，切り干しだいこん，乾燥ぜんまい，かんしょ蒸し切り干し，乾燥ねぎ，干し柿，干しぶどう等
2	塩蔵したきのこ類，塩蔵野菜及び塩蔵果実 塩蔵きのこ，塩蔵山菜ミックス等
3	ゆで，又は蒸したきのこ類，野菜及び豆類並びにあん(缶詰，瓶詰及びレトルトパウチ食品に該当するものを除く) ゆでたたけのこ，ゆでたぜんまい，下ゆでした里芋，ふかしたさつまいも，ゆでた大豆，なまあん，乾燥あん等
4	異種混合したカット野菜，異種混合したカット果実その他野菜，果実及びきのこ類を異種混合したもの(切断せずに詰め合わせたものを除く) カット野菜ミックス，野菜サラダ(生鮮食品のみで構成されたものに限る。)，カットフルーツミックス等
5	緑茶及び緑茶飲料 煎茶，玉緑茶，玉露茶，抹茶，番茶，ほうじ茶，緑茶飲料等
6	もち まるもち，のしもち，切りもち，草もち，豆もち等
7	いりさや落花生，いり落花生，あげ落花生及びいり豆類 いりさや落花生，いり落花生，あげ落花生，いり大豆等
8	黒糖及び黒糖加工品
9	こんにゃく 板こんにゃく，玉こんにゃく，糸こんにゃく等
10	調味した食肉(加熱調理したもの及び調理冷凍食品に該当するものを除く) しお・こしょうした牛肉，タレ漬けした牛肉，みそ漬けした豚肉等
11	ゆで，又は蒸した食肉及び食用鳥卵(缶詰，瓶詰及びレトルトパウチ食品に該当するものを除く) ゆでた牛もつ，蒸し鶏，ゆで卵，温泉卵等
12	表面をあぶった食肉 鶏ささみのたたき等
13	フライ種として衣をつけた食肉(加熱調理したもの及び調理冷凍食品に該当するものを除く) 衣をつけた豚カツ用の食肉，衣をまぶした鶏の唐揚げ用の鶏肉等
14	合挽肉その他異種混合した食肉(肉塊又は挽肉を容器に詰め，成形したものを含む) 合挽肉，成形肉(サイコロステーキ)，焼肉セット(異種の肉を盛り合わせたもので，生鮮食品のみで構成されたものに限る。)等
15	素干魚介類，塩干魚介類，煮干魚介類及びこんぶ，干しのり，焼きのり，その他干した海藻類(細切若しくは細刻したもの又は粉末状にしたものを除く) みがきにしん，たづくり(素干しのもの)，たたみいわし，するめ，丸干しいわし，さば開干し，煮干しいわし，しらす干，ちりめんじゃこ，干ほたて貝柱，干さくらえび，だしこんぶ，干こんぶ，板のり，焼きのり，味付けのり，乾燥わかめ，干ひじき等
16	塩蔵魚介類及び塩蔵海藻類 塩さんま，塩さば，塩かずのこ，塩たらこ，塩いくら，すじこ，塩うに，塩蔵わかめ，塩蔵したうみぶどう等
17	調味した魚介類及び海藻類(加熱調理したもの及び調理冷凍食品に該当するもの並びに缶詰，瓶詰及びレトルトパウチ食品に該当するものを除く) まぐろしょうゆ漬け，あこうだいの粕漬け，あまだいのみそ漬け，もずく酢，味付けめかぶ，いくらしょうゆ漬け，食用油脂を加えたまぐろのすき身等
18	こんぶ巻
19	ゆで，又は蒸した魚介類及び海藻類(缶詰，瓶詰及びレトルトパウチ食品に該当するものを除く) ゆでだこ，ゆでがに，ゆでしゃこ，釜揚げしらす，釜揚げさくらえび等
20	表面をあぶった魚介類 かつおのたたき等
21	フライ種として衣をつけた魚介類(加熱調理したもの及び調理冷凍食品に該当するものを除く) 衣をつけたカキフライ用のかき，衣をつけたムニエル用のしたびらめ等
22	4又は14に掲げるもののほか，生鮮食品を異種混合したもの

18年10月から原料原産地名の表示が義務化された．対象となる加工食品は，乾燥させたもの，塩蔵したもの，茹でまたは蒸したもの，味付けしたものや，これらを異種混合したものなど22品目群である（**表5**）．

原料原産地名は，国産品においては「国産」，「日本」などと国産である旨を，輸入品においては「原産国名」を表示する．表示する方法は，

① 一括表示の枠内（原材料名欄の次）に「原料原産地名」を，

② ①が困難な場合に，原料原産地名の欄に具体的に記載箇所を指定して一括表示枠外に，

③ 原材料名の次に括弧を付す，の3通りある（**図7**）．

① 一括表示の枠内（原材料名欄の次）に原料原産地名を設けて記載する場合

原材料名	真アジ，食塩
原料原産地名	A国

② 原料原産地名欄に具体的な記載箇所を指定して一括表示枠外に表示する場合

原材料名	真アジ，食塩
原料原産地名	商品名下部に記載

③ 原材料名欄に主な原材料名の次に括弧を付して表示する場合

原材料名	真アジ（A国），食塩

（名称，内容量，消費期限，保存方法，製造者は省略してある）

図7　原料原産地名の表示方法

8. 食品添加物の表示方法

食品衛生法第4条2項に，「添加物とは，食品の製造の過程において又は加工若しくは保存の目的で，食品に添加，混和，浸潤その他の方法によって使用するものをいう．」と規定されている．すなわち，それ自身は通常食品として食べられることはないが，食品の製造，加工や保存のために必要であり，わざわざ食品に添加されるものである．食品の味や形の補正，色や香りの調整，品質の劣化防止など現代の加工食品には欠かせないものとなっている．

平成7年に食品衛生法が改正され，化学的に合成した添加物と天然由来のものから製造した添加物との表示上の区別がなくなった．食品添加物は，食品衛

生法施行規則別表第1に掲げられた指定添加物，既存添加物（既存添加物名簿に掲げられたもの），天然香料，一般飲食物添加物に区分されている．

　食品に使用した添加物は，原則として使用量の多い順に物質名をもって表示する．物質名の他に別名や簡略名が定められている場合は，それらで表示することができる．また，使用目的がはっきりしているものは一括名で表示することができる．逆に，公衆衛生の見地から情報として必要性の高いと考えられるものは物質名と用途名を併記しなければならない（指定添加物リスト（規則別表1），既存添加物名簿収載品目リスト，天然香料基原物質リスト，一般に食品として飲食に供させている物であって添加物として使用される品目リスト）．

8.1　一括名で表示できる食品添加物

　同じ用途で複数の添加物を使用している場合，使用目的を意味する一括名を表示することで個々の物質名を表示する必要はない．ただし，一括名表示では添加物の具体的な名称は把握できない（**表6**）．この一括名は，その定義と使用できる食品添加物の範囲が，通知（平成8年，衛化第56号別紙4）によって示されている．これらの一括名には「香料」，「酸味料」，「苦味料」，「調味料」のように食品全般に使用されるものと，チューインガムの「ガムベース」，「軟化剤」や中華麺類の「かんすい」，豆腐類の「豆腐用凝固剤」のように特定の食品に使用されるものとがある．

表6　物質名に代えて表示できる一括名

一　括　名
イーストフード，ガムベース，かんすい，酵素，光沢剤，香料，酸味料，軟化剤，調味料，豆腐用凝固剤（凝固剤），苦味料，乳化剤，pH調製剤，膨張剤（ベーキングパウダー）

8.2　用途名と物質名を併記する食品添加物

　食衛法施行規則別表第5に掲げる目的で使用される添加物は物質名と用途名（例えば，「酸化防止剤（ビタミンC）」）を併記して表示する（**表7**）．

　また，次のような場合は用途名を省略することが可能である．

　① 亜硫酸ナトリウムのように漂白剤，保存料，酸化防止剤など複数の用途を併せ持つ添加物は，主要な用途名を表示すればよい．主な使用目的が保存料である場合は「保存料（亜硫酸Na）」と表示する．

　② 着色料を物質名で表示して「色」の文字を含む場合，用途名である着色料を省略することができる．「着色料（クチナシ色素）」と表示する必要はなく，「クチナシ色素」と表示することが可能である．

表7 用途名と物質名を併記する場合の用途と用途名

用途	用途名
甘味料	甘味料,人口甘味料*または合成甘味料*
着色料	着色料または合成着色料*
保存料	保存料または合成保存料*
増粘剤,安定剤,ゲル化剤,または糊料	主として増粘の目的で使用される場合は増粘剤または糊料, 主として安定の目的で使用される場合は安定剤または糊料, 主としてゲル化剤の目的で使用される場合はゲル化剤または糊料
酸化防止剤	酸化防止剤
発色剤	発色剤
漂白剤	漂白剤
防かび剤および防ばい剤	防かび剤および防ばい剤

＊印は,化学的合成品に使用できる用途名である.

③ グァーガム,キサンタンガムなどの多糖類を2種類以上併用した場合,個々の物質名を表示する代わりに「増粘剤(増粘多糖類)」と表示することができる.また,その増粘多糖類を増粘剤として使用した場合,増粘剤の用途名を省略して「増粘多糖類」と表示することができる.しかし,増粘多糖類をゲル化の目的で使用した場合は「ゲル化剤(増粘多糖類)」と表示しなければならない.

8.3 表示を省略することができる食品添加物

　加工食品の多様化が進み多種の原材料が使用される現状で,個々の原材料に使用した添加物を全て表示することは不可能と思われる.また,公衆衛生のための情報提供という目的からも全てを表示する必要性は考えられない.このことから,残存しないような加工助剤,キャリーオーバー,栄養強化の目的で使用する添加物は表示を省略することができる.これらの省略規定はFAO/WHOや諸外国などでも共通事項である.ただし,添加物の表示を省略しても,その添加物に含まれるアレルギー物質については表示が必要となる.

　原材料名欄を作成する上で,使用した添加物が加工助剤であるか,またはキャリーオーバーであるかの判断が必要となる.後に示すとおり,加工助剤とキャリーオーバーは似ているが対象としているものが異なる.加工助剤は主として製品に使用する原材料について,キャリーオーバーは最終食品中において,

その添加物が効果を及ぼすものか否かを判断するものである．

8.3.1 加工助剤

食品製造のある工程で使用した添加物であって，次のいずれかに該当するものである．

① 使用基準により完成前に分解や中和などで除去されるもの（亜塩素酸ナトリウム，塩酸，過酸化水素，イオン交換樹脂，ヘキサンなど）．

② 工程中の水洗，蒸留，ろ過などにより除去されて最終食品には残存しないか，食品中に含まれる成分となり，その成分を明らかに増加させないもの（ケイソウ土，タルク，二酸化ケイ素を清澄剤やろ過剤として用いた場合）．

③ 最終食品に残存した量が微量であり，その成分による影響を及ぼさないもの（食品や機械の表面にエタノールを噴霧して表面殺菌をする場合．ただし，エタノールの練り込み，エタノール溶液に食品を浸した場合は加工助剤とはみなされない）．

8.3.2 キャリーオーバー

食品製造で使用する食品を加工する際に使用した添加物が前述の加工助剤とはならず，最終食品に持ち越された場合のことで，かつ，残存する量が微量で最終食品中ではその効果を発揮しないものをいう．例えば，せんべいの製造の際に調味に使用されたしょうゆに含まれる安息香酸や，ドレッシングの主要原料であるサラダ油に含まれていた消泡剤のシリコーン樹脂などはキャリーオーバーとなる．また，添加物製剤の中で補助的な役割となる副剤もキャリーオーバーとなる[3]．

8.3.3 栄養強化の目的で使用する添加物

栄養強化を目的として添加されたビタミン類，ミネラル類，アミノ酸類は，表示を省略することができる．しかし，ビタミンCのように，栄養強化の目的で添加した場合は省略できるが，酸化防止剤として添加した場合は「酸化防止剤（ビタミンC）」のように用途名と物質名を併記する必要がある．ただし，調製粉乳と個別の品質表示基準で定めがあるものは表示する必要がある．

9. 栄養成分表示

9.1 栄養表示基準

特別用途食品（後述）以外として販売される食品に，特定の栄養成分や熱量

を表示する場合，健康増進法に基づく栄養表示基準に従って必要な事項を表示しなければならない．栄養成分表示は適用範囲が容器包装以外に，添付文章にも及ぶ．**表8**に掲げた対象栄養成分や熱量をそのまま表示する場合はもとより，これらを示唆する一切の表現をする場合に適用される．

　表示方法としては，原則として容器包装を開かないでも見える場所に読みやすく記載する．製品が販売される状態の可食部100gもしくは100mlなどの単位で表示する．単位は一食分などでも表示できるが，その場合1食分の量を併せて表示する．表示順は①熱量，②たんぱく質，③脂質，④炭水化物（もしくは糖質および食物繊維），⑤ナトリウム，⑥表示が必要とされる栄養成分（ビタミンCを強化した場合にはビタミンCの含有量）の順で表示しなければならない．また，含有量がゼロであっても表示事項の省略はできないため「たんぱく質0g」などと表示しなければならない．

　栄養成分について「含まれている」，「補給ができる」，「たっぷり」，「豊富」，「低〇〇」，「〇〇オフ」，「〇〇ひかえめ」などと表示する場合は，その基準値が定

表8　栄養表示基準による表現の例

対象栄養成分	表現の例
熱　　量	エネルギー，カロリー
たんぱく質	リジンなどのアミノ酸，ペプチド，プロテイン
脂　　質	リノール酸などの脂肪酸，脂肪，コレステロールなど
炭水化物	糖質，ショ糖，オリゴ糖，食物繊維など
無機質 　亜鉛，カリウム，カルシウム，クロム，セレン，鉄，銅，ナトリウム，マグネシウム，マンガン，ヨウ素およびリン	総称としてのミネラル，カルシウム，ナトリウムなど
ビタミン 　ナイアシン，パントテン酸，ビオチン，ビタミンA，ビタミンB1，ビタミンB2，ビタミンB6，ビタミンB12，ビタミンC，ビタミンD，ビタミンE，ビタミンKおよび葉酸	総称としてのビタミン，β-カロチンなど

栄養成分表示	
[1枚 (10g) 当たり]	
熱　　　量	50kcal
たんぱく質	0.5g
脂　　　質	2.5g
炭 水 化 物	6.3g
ナトリウム	40mg
カルシウム	100mg

① カルシウムの強調表示では，100g あたり 210mg 以上含有されないと「高」，「多」，「豊富」，「増」などの表示はできない．
② ビタミンCの強調表示では，100g あたり 12mg 以上含有されないと，「含む」，「入り」などの表示はできない．
③ 脂質の強調表示の基準では，100g 当たり 0.5g 未満でなければ，「無」，「ゼロ」，「ノン」などの表示はできない．
④ その他，規則により表示する必要がある．

図8　栄養成分表示の例と強調表示をする場合の基準値の例

められている．すなわち，基準を満たさないものは，栄養成分についての強調表示ができない．商品の表示内容に栄養成分についての強調表示を考える場合は，基準値を確認する必要がある（**図8**）．基準値については「栄養表示基準に基づく栄養成分表示」を参考にされたい[4]．

　他の食品と比べて栄養成分量や熱量が強化された，または低減された旨を表示する場合についても前に示した基準値を満たすことが条件である．比較対象食品名「自社従来品〇〇」，「〇〇標準品」と増加（低減）量または割合は，強化（低減）された旨の表示と近接した場所に表示する必要がある．

9.2　食品表示法での栄養成分表示

　食品表示法では栄養成分表示は義務化される．これまで任意表示であった栄養成分はほとんど全ての食品に表示されることになる．表示項目についても義務表示項目と任意表示項目とされ，任意表示項目の中でも推奨とその他の項目が設定されている．義務表示項目はこれまでと変わらず，①熱量，②たん白質，③脂質，④炭水化物，⑤ナトリウムだが，消費者にとってはナトリウム含有量のみの表示から食塩相当量を理解することは難しいという理由から⑤ナトリウムが⑤食塩相当量となる予定だ．もう一つは，食品中のナトリウムは食塩以外の形態で存在していることがあるため，「食塩」ではなく「食塩相当量」と表示することが適当だと判断したようである．また，諸外国でも栄養成分表示は義務化とされていて，今後の食品の輸出入を考えれば日本においても義務化とする必要があるだろう．

　栄養成分の強調表示やその基準値については，現在も検討されている．

10. 食品を提供する側の責任

　ここに示した内容は食品表示の全てではなく，食品の品質表示を作成，または読み取るための基本となるものでしかない．同じ原材料を使用して製造した食品であっても，その配合の割合が違えば，表示内容は変わってくる．つまり，一つの食品について表示内容を把握しても，全ての食品の表示内容は読み取れないものである．今日では生鮮食品の購入の比率が低下し，加工食品や惣菜，外食の比率が増加している．生鮮食品である牛肉と豚肉の違いは外見で判断できるが，加工食品である冷凍コロッケの中身は判断できない．食品添加物は何を使用しているのかなどは表示を信用するしかない．また，消費者の関心が，同じ食品でも遺伝子組換え農産物についてであったり，原産地であったり，有機農産物についてであったり，食品の内容よりも生産のプロセスや品質に関するものに移行してきている．飢えを満たすだけの時代であれば消費者が産地に関心を持つことはない．また，遺伝子組換え農産物を使用したかどうかについては，DNA検査でわかるものもあれば，わからないものもある（我が国では醤油のような食品については遺伝子組換え大豆を使用したかどうかの表示を要求していない）．有機農産物かどうかもDNA検査では判別不可能である．食品に表示されている内容が真実であるかどうかの検証は生産地履歴（トレーサビリティ）に頼らざるをえない．したがって，提供する側が，どの段階においても，正しい情報を伝達していくことが重要である．

■参考文献

1) 独立行政法人　家畜改良センター HP，家畜個体識別全国データベース，
   (http://www.id.nlbc.go.jp/) 携帯電話用 (http://www.id.nlbc.go.jp/mobile/)
2) 食品の表示に関する公正競争規約及び同施行規則，
   (http://www.jfftc.org/cgi-bin/data/bunsyo/C-1.pdf)，
   「国産銘柄鶏」の定義及び表示
   (http://www.j-chicken.jp/museum/guideline/05.html)
3) 日本食品添加物協会，食品添加物表示問題連絡会共編，「新食品添加物表示の実務2002」，日本食品添加物協会　平成9年9月17日発行　平成13年12月27日（改定）平成15年8月8日（2刷）
4) 消費者庁 HP「栄養表示制度とは」，
   (http://www.caa.go.jp/foods/pdf/syokuhin829.pdf)

（角　弓子）

第11章 メディアは消費者へ何を伝えているのか

　「食の安全」のとらえ方は，個々人によって大きく異なる．絶対的な安全はないとして，「リスク」の存在を前提に，リスクの適切な管理を行うことを目指すのが，国の省庁や科学者等の大勢が意味する「食の安全確保」であろう．一方，消費者は，ひとたび特定のリスクが明らかになると，その大小を問わず混乱に陥り，問題となったリスクの低減をひたすら求めるという行動をとりがちだ．食品はさまざまなリスクを抱えており，トータルでのリスクはゼロとはならない．一つのリスクの対処だけに集中していると，別のリスクが大きくなるという「トレードオフ」を招く事例も目立つ．また，特定のリスク対策だけに莫大なコストをかけてしまいほかのリスクへの対応は疎かになり，しかも，コストのかかった対策はリスク削減効果が小さい，というようなことになりがちだ．だが，消費者はそうした実態を知らない場合が多い．

　リスクをめぐる混乱の背景には，コミュニケーションやマスメディアの報道，インターネットのソーシャルネットワーキングサービス（SNS）による情報伝達などにおけるさまざまな課題がある．

1. リスクコミュニケーションの問題点

　現在の食品安全行政は，「リスクアナリシス」に基づき実行されている．リスクアナリシスは，リスクアセスメント（リスク評価），リスクマネジメント（リスク管理），リスクコミュニケーションを3つの柱としている．リスク評価は，ハザードの特定，特性評価，摂取量評価，リスク判定からなり，その時点において到達されている水準の科学的知見に基づいて，客観的かつ中立公正に行うものである．これを受けて，リスク管理においては政策・措置を検討し実施し，モニタリングと見直しも行う．その際には，技術的な実行可能性や費用対効果，

国民感情なども考慮する．

そして，リスク評価と管理の全過程においてステークホルダー，すなわち行政組織や事業者，科学者，報道機関などが情報を公開し共有し意見を交換し，評価や管理策にも反映させてゆくことが，リスクコミュニケーションとして定義されている[1]．

だが，リスクコミュニケーションがうまくいっている，とは言えないだろう．内閣府が2014年1月に全国の国民3000人を対象に行った「消費者行政の推進に関する世論調査」（有効回収数1781人）によれば，「この1，2年くらいの間に生じた消費者問題について」，関心があるとしたのが1315人，73.8％．そのうち，「食中毒事故や食品添加物の問題などの食品の安全性について」に関心があると答えた人がもっとも多く81.7％を占めた．悪質商法，インターネット上のトラブル等，より深刻な被害が明白な問題よりも関心が高いのだ．前回調査（2008年）で，食品の安全性について関心があると答えたのは88.8％．この時は，中国製冷凍餃子中毒事件が発生した直後で著しく不安が高まっていたが，今も懸念が高いことがうかがえる[2]．

私は，行政のリスクコミュニケーションで登壇することもあるし，聴衆として聞くこともある．また，生活協同組合などの講演会で講師を務めることも比較的多い．日本の「食の安全」が諸外国に比べても高いレベルで維持されていることは，厚生労働省の統計調査などさまざまなデータが示している．日本がもっとも長寿の国の一つであることも，その証左であろう．だが，リスクコミュニケーションに参加するたび，リスクの概念が一般市民に浸透しておらず，評価や管理への理解が進んでいないことを実感する．

なぜ，リスクコミュニケーションは難しいのか？そもそもの大前提として，人のリスク認知には必ずズレが生じるということが指摘されている．リスクアナリシスは科学をベースに行われるべきものだが，専門家でない一般の人たちは，リスクについてハザードとその発現確率，摂取量という科学的な情報だけでなく，そのほかのさまざまな情報を基に判断している．そのために，認知されるリスクの大きさは，科学的なリスクとはしばしば大幅にズレるのだ．

実際よりもリスクが大きいとみなしてしまう要因として，次の11点が挙げられている[3]．

① 非自発的にさらされる

② 不公平に分配されている
③ 個人的な予防行動では避けることができない
④ よく知らない，あるいは新奇なものである
⑤ 人工的なものである
⑥ 隠れた，取り返しのつかない被害がある
⑦ 小さな子どもや妊婦に影響を与える
⑧ 通常とは異なる死に方（病気，けが）をする
⑨ 被害者が身近にいる
⑩ 科学的に解明されていない
⑪ 信頼できる複数の情報源から矛盾した情報が伝えられる

リスクアナリシスがはじまった当初は，市民がリスクを正しく認知できないのは適切な知識を欠くからであり，知識の提供によってズレを解消できると考える科学者が多かった．これは，「欠如モデル」として社会学者などから強く批判された[4]．

もちろん，適切な情報提供は今でも極めて重要だが，現在は，認知のズレを当然のこととしたうえでのコミュニケーションの重要性が強調されている．同志社大学心理学部教授の中谷内一也氏は，人類が進化の過程で外敵に出会って"闘争"か"逃走"かを素早く選択してきたのは感情的な経験システムであり，長い歴史を踏まえれば人類が感情に基づく判断から完全に逃れることはできない，とする．

その人類が，安全が確保された状態で安心して暮らすために必要なのは，リスク管理にたずさわる人や組織への信頼である．信頼を得るために必要なのは，①リスクをコントロールするための専門的・技術的能力，②誠実な姿勢で業務に取り組む高い動機づけ，③人々と価値を共有しているという主要価値類似性，の3つであり，単にそれらを備えているのではなく，備えていると人々からみなされることが重要，というのが中谷内教授の見解だ．リスクコミュニケーションの学術的な考察は，社会学者や心理学者らの手によりさまざまな論文，書籍等でなされている[3,5,6]．

2. マスメディアの影響力

リスクコミュニケーションに関する多くの考察の中でしばしば指摘されてい

るのが，新聞やテレビ，雑誌などのマスメディアの偏った見方（バイアス）をした報道の問題点だ．前述の「内閣府消費者行政の推進に関する世論調査」で，消費者問題に関する情報をどのような方法で得ているか尋ねている．「テレビ・ラジオ」がもっとも多く（95.3%），以下，「新聞・雑誌」（72.2%），「インターネット」（42.1%），「友人・家族などの身の回りの人」（30.8%）などの順となっている（複数回答，上位4項目）[2]．

少々古い調査結果だが，食品安全委員会の 2008 年度の結果を紹介しよう．一般人に「食品の安全性について信頼できる情報源」を尋ねたところ，1 位「ニュース・報道番組」で 72.8%，2 位新聞 55.6%，3 位ドキュメンタリー番組 34.2%，4 位ワイドショー・情報番組 29.4%，5 位インターネット上のニュースサイト 18.4% となった．食品安全委員会は 13.3%，厚生労働省 8.0% で，リスク評価機関や管理機関でありながら，信頼性は高いとは言えない[7]．

マスメディアの影響力は大きい．だが，食の安全において多くの問題ある報

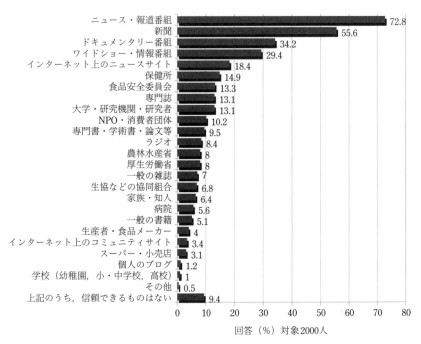

図 1　食品の安全性に関して信頼できる情報源は？（複数回答）

道を繰り返してきた経緯がある．例えば，2001年に日本で初めて牛海綿状脳症（BSE）の感染牛が見つかった時には，テレビや週刊誌等で，BSEに感染し歩けなくなった牛や，変異型クロイツフェルトヤコブ病患者の映像が繰り返し流され，ハザードが強調された．日本ではプリオンを口にする確率は低く，リスクとしては大きなものとは言い難いことはその時点でも明らかだったが，リスクの大きさは伝えられず，社会的なパニックを煽ったと科学者らから強い批判が起きた[8]．

2007年の不二家による期限切れ原材料の使用問題に関するTBSの報道について，放送倫理・番組向上機構（BPO）は見解を公表し「怠慢，不勉強，不誠実の誹りを免れない」とした[9]．遺伝子組換えや農薬，食品添加物に関するニュースなど，学術界の見解の大勢ではなく一部の識者の極端な研究結果のみを報じたり，科学的根拠に欠ける主張をしたりするなどの事例も目立つ[10]．

報道においては速報性が重視される．したがって，リスク評価の複雑さは伝えられにくく，ハザードの有無の情報が優先的に取り上げられがちだ．また，日本の新聞やテレビ局などの特徴として，専門記者を育てにくいという構造的な問題を抱えている．多くの記者を頻繁に異動させてジェネラリストとして育てているのだ．

食品のリスクの問題はこの20年あまり，急速に研究が進展し複雑化している．取材においても，研究のスピードに追いつき最先端の見識を持つことを迫られる．だが，多くの記者はそうではなく，極端な主張や，リスクの概念を持たない有害論を大きく取り上げてしまう事が多いのではないか．

マスメディアにとっては情報が「商品」であり，その対価によって再生産を行うという本質も，バイアスに拍車をかける．商品であるからには，より高くより広く売ることを追求せざるを得ず，高視聴率や販売部数の増加につながればメディアは広告収入等が増える．したがって，センセーショナルな報道や二項対立的な「○○はいい．××は悪い」という単純化で市民を引きつけようという構造になりやすい．

近年では，中国製食品に対するバッシング報道が，その特徴をよく表していると言えるだろう．

週刊誌でたびたび，中国からの輸入食品がとりあげられ，批判キャンペーンが行われる．違反事例をずらりと並べて「猛毒食品が数多く中国から入ってき

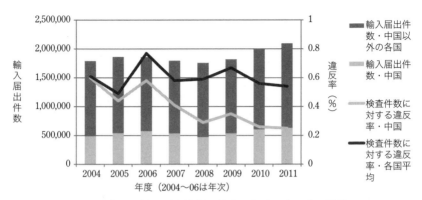

図2 食品・輸入届出件数と検査における違反率の推移

ている．発がん物質もある」と書く[11]．だが，科学的な検証からはそのようなことを，根拠を持っては語れない．

日本に輸入される食品は件数にして218万件，重量で3216万トン（厚生労働省12年度統計）．中国産は，件数の約3割の65万件，重量にして1割強の407万トンを占めている．重量では，穀物を生産する米国が一番だが，件数では中国が最大の輸入相手国だ．

輸入食品は，日本に入ってくる時に港で検疫が行われ検査される．2012年度は総数の約1割の22万件あまりが検査対象となった．中国産は約9万8000件が検査され違反は221件．違反率は0.22％だ．一方，アメリカの検査は2万3000件あまり，違反は190件で違反率が0.81％．韓国は検査8213件，違反37件で違反率は0.45％．各国合わせた違反率の平均は0.47％で，中国の違反率は著しく低い．だが，輸入と検査件数自体が飛び抜けて多いために，違反事例数の多さでもトップとなり，週刊誌で「こんなに多くの猛毒食品が…」と書かれてしまう．

中国産はこれまでたびたび，問題を引き起こしてきた．2002年には，冷凍ホウレンソウから高濃度の残留農薬が見つかり，しばらく輸入停止となった．2007〜2008年にかけては，冷凍餃子の食中毒事件という犯罪も起きた．問題を引き起こしたが故に，日中両国も，そして輸入する日本側事業者も指導や監視を強化してきた．中国は，国内で流通する食品と輸出食品を分けており，輸出食品については，国家質量監督検験検疫総局（AQSIQ）が生産，加工，流通

までの工程を管理している．企業は衛生登録を行ったうえで製造現場をチェックされ，輸出前検査も受けなければならない．体面を重んじる中国という国は，海外に出て行く食品に対しては非常に厳しい．

　日本の厚労省も，中国当局と定期的な二国間協議を重ね改善を求めている．中国の食品を扱う日本の食品メーカーや商社，流通企業等も，日本人社員を駐在させ，農場の段階から加工や輸送まで管理している．こうした努力があって，日本に輸入される中国産の品質や安全性は向上し，違反率は下がってきた．中国国内では，川から豚が流れてきたとか，工業用硫酸銅でピータンを製造していたとか，食の安全を根底から揺るがす事件が多発しているが，そうした食品がそのまま日本に大量に流入しているわけではない．

　しかし，多くのマスメディアは中国側の輸出用食品に関する取り組みや日本企業の努力は伝えず，「中国は危険．国産は安全」という二項対立的な報道を行う．それは，そうした記事やニュースが販売部数や視聴率の伸びにつながりやすいためである．週刊誌の個別記事やニュースの内容毎の反響や部数増への貢献度は，数字には現れにくいが，実際に週刊誌制作に携わる編集者等から「中国産食品に関する記事は，よく読まれる．販売部数が伸びる」などと聞くことは多い．こうして，中国産食品の報道は周期的に繰り返され，数ヶ月後には終息する．

　メディアのこのような傾向に対して近年，「メディアリテラシー」が重視されるようになってきた．メディアリテラシーとは，総務省によれば①メディアを主体的に読み解く能力，②メディアにアクセスし，活用する能力，③メディアを通じコミュニケーションする能力—特に，情報の読み手との相互作用的（インタラクティブ）コミュニケーション能力—の三つを構成要素とする複合的な能力とされている[12]．

　新聞に書いてあるから，とか，テレビニュースで報じていたから，とそのまま「事実」と思い込むのではなく，提供される情報を検討し取捨選択し，必要な情報を得て，さらに足りない情報をほかの情報で補うような姿勢と，能力が求められている．厚労省や農水省，消費者庁など国の省庁は，多くの情報をウェブサイトで公開している．報道関係者に向けて提供した資料はその日のうちに，ウェブサイトに出される．また，自治体や企業，研究機関なども情報公開に務めるようになっている．特定の組織やウェブサイトのみを信用するのでは

なく，さまざまな組織の出す情報を突き合わせて検討することにより，情報を読み解く力を上げてゆくことが求められている．

今後は，ソーシャルネットワーキングサービス（SNS）の使い方も，メディアリテラシーの重要な課題となってゆくだろう．2011年の東日本大震災と東京電力福島第一原子力発電所事故の後，多くの情報が飛び交った．誤った情報も多く，混乱を招いた一方，早野龍五・東京大学大学院理学系研究科教授や田崎晴明・学習院大学理学部教授ら科学者によるtwitterやblogでの情報発信，科学的根拠により誤解を解こうとする努力も目立った．だれでもが自由に手軽に情報発信できるSNSをどのように利用するか，社会が問われている[13,14]．

3. 情報をめぐる市民活動を増やしていく

日本のリスクコミュニケーションは，欧米に比べて決定的に脆弱なところがある．それは市民活動である．

例えば，英国の市民団体「Sense About Science」は，健康や環境問題に関するさまざまな解説記事を提供している[15]．2002年に設立され，多くの学会や企業などの寄付により活動が成り立っており，科学者約40人をアドバイザーに据えている．現在は，企業や政治家，コメンテーターなどにその主張や宣伝などの根拠を尋ねる「Ask for Evidence」というキャンペーンを行っている．市民がそれぞれに，疑問を持ったことを尋ね続けることで，根拠のない主張や宣伝を減らし，市民の判断力も上げて行こうとする試みだ．有名な人が推奨した科学的根拠に欠ける健康法などに，専門家がコメントをつけた「Celebrities and Science」も毎年12月に発行されており，これをニュースとして新聞やテレビなどが報道する名物企画となっている．

米国の「American Council on Science and Health」は，科学者グループが健全な科学的根拠に基づいた社会の議論を促すべく1978年にスタートさせた団体で，政策の科学的根拠について論じたり，新しく出た科学的知見の平易な解説などに努めている[16]．

科学者と，科学的な知識では劣るが情報の取り扱いに長けた人材がうまく手を結び，組織的にさまざまな活動を展開しているように見える．一方，日本には，食に関する科学情報の適正化を目指してコンスタントに活動する科学者団体はなく，国立医薬品食品衛生研究所安全情報部第三室長の畝山智香子氏が「食品

安全情報ブログ」で解説するなど，個人的な活動に頼っている[17]．学識経験者，消費者，食品事業者等でつくる「食品安全情報ネットワーク」（FSIN）という組織が，偏った報道をしたとみられるテレビ局や新聞社等へ質問状を出すなどの活動をはじめている[18]．

　私は，科学的に適切な食情報を提供する消費者団体「一般社団法人 Food Communication Compass」（略称 FOOCOM＝フーコム）を仲間と共に2011年，設立した[19]．ウェブサイト FOOCOM.NET で遺伝子組換え，放射性物質汚染，農薬，食品添加物，微生物による食中毒，食品表示などを幅広く取り上げ，解説記事や専門家の寄稿記事を掲載している．2013年度からは会員向けのセミナーを開催している．

　リスク管理には，リスク，ベネフィット，コスト以外にも食文化や感情，倫理などさまざまな要素がからむ．根拠ある科学を基盤に複雑な判断を迫られる．そうした情報を極力わかりやすく整理して市民に提示し，真の市民力，消費者力につなげる必要がある．

　マスメディアは，科学的根拠に欠ける報道を行いがちで反省が求められるが，一方で報道の自由は尊重されなければならない．市民活動の中で，マスメディアやSNSが広げる誤解，バイアスのある報道を批判し是正を働きかけ，誠実なコミュニケーションを続けることが重要だろう．それには人材が必要で，情報の伝え方等も工夫しなければならず，コストがかかる．現在，リスクアナリシスを支える情報公開，リスクコミュニケーションのコストは主に，行政や企業の予算等でまかなわれている．市民活動への資金提供は非常に少ない．そうしたことも，リスクコミュニケーションの大きな課題となっている．

■参考文献

1) 山田友紀子，『生物資源から考える21世紀の農学第5巻　食品の創造』，京都大学学術出版会，京都，p197-218(2008)
2) 内閣府・消費者行政の推進に関する世論調査，http://www8.cao.go.jp/survey/h25/h25-shohisha/index.html
3) 吉川肇子，『新装増補リスク学入門4　社会生活からみたリスク』，岩波書店，2013．
4) 伊勢田哲治，「科学技術社会論とクリティカルシンキング教育の実り多い融合は可能か」，*Nagoya J philos*，2011；9：59-82．
5) 中谷内一也，『安全．でも，安心できない…』，ちくま新書，2008．
6) 中谷内一也 編，『リスクの社会心理学』，有斐閣，東京，2012．

7) 食品安全委員会,「リスク認知の形成要因等に関する調査」, http://www.fsc.go.jp/fsciis/survey/show/cho20090020001
8) 池田正行,「食のリスクを問いなおす―BSEパニックの真実」, ちくま新書, 2002.
9) 放送倫理・番組向上機構, TBS『みのもんたの朝ズバッ!』不二家関連の2番組に関する見解, http://www.bpo.gr.jp/?p=2367&meta_key=2007#d_01
10) 松永和紀,「メディア・バイアス あやしい健康情報とニセ科学」, 光文社新書, 2007.
11)「大気汚染だけじゃない あなたが食べている「中国猛毒食品」厚労省摘発60品目最新リスト」,『週刊文春』(3月28日号), 文藝春秋 (2013年)
12) 総務省, 放送分野におけるメディアリテラシー, http://www.soumu.go.jp/main_sosiki/joho_tsusin/top/hoso/kyouzai.html
13) 早野龍五ホームページ, http://nucl.phys.s.u-tokyo.ac.jp/hayano/jp/
14) 田崎晴明ホームページ, http://www.gakushuin.ac.jp/~881791/halJ.htm
15) Sense about Science ウェブサイト, http://www.senseaboutscience.org
16) American Council on Science and Health ウェブサイト, http://acsh.org
17) 畝山智香子, 食品安全情報, blog http://d.hatena.ne.jp/uneyama/
18) 食品安全情報ネットワークウェブサイト, https://sites.google.com/site/fsinetwork/
19) 一般社団法人 Food Communication Compass ウェブサイト, http://www.foocom.net
 ※(すべての最終閲覧;2014年3月24日)

(松永和紀)

第12章 リスクコミュニケーションの有効性

1. リスクコミュニケーションとは

　食品の安全性について認識を深めること，すなわち安全性の考え方，評価，管理について，評価者，管理者，生産者，消費者と様々な立場の方々で意見交換することをリスクコミュニケーションと言う．近年食品流通の広域化，国際化が進み，腸管出血性大腸菌O157やプリオンなどの新たな危害要因が出現してきた．

　2001年に牛海綿状脳症（BSE）の発生がきっかけとなり，2003年に食品安全基本法が制定され，国民の健康保護を最優先に，科学に基づく食品安全行政を推進するために，内閣府に食品安全委員会が設置された．食品安全委員会はリスク評価する機関として独立させ，厚生労働省や農林水産省は管理機関とし，リスク評価とリスク管理の機関を分離させた．そして，食品の安全性についてそれぞれの食品のリスクをどのように評価し，管理し，安全性を守っているのかを意見交換し，国民の認識を深めていくことを目的にリスクコミュニケーションをさまざまな形で行うようになった．

　ここでは，食品安全委員会がこの10年間どのようなリスクコミュニケーションを行ってきたのかを2013年7月に食品安全委員会発足10年を記念してまとめられた「食品安全委員会10年の歩み」[1]を参考に紹介する．

　食品安全委員会にリスクコミュニケーション専門調査会が2003年に発足し，リスクコミュニケーションについて議論されている．この専門調査会は2010年から企画等専門調査会に包含され現在に継続されている．そこでは，リスクコミュニケーションの活動内容が審議され，2004（平成16）年には「食の安全に関するリスクコミュニケーションの現状と課題」を決定し，2006（平成18）年には，その間のリスクコミュニケーションについて検討し，「食の安全に関

するリスクコミュニケーションの改善に向けて」という報告書をまとめリスクコミュニケーションのあり方について言及している．その内容を反映しつつこの10年間の取り組みがなされている．

2. リスクコミュニケーションの種類と特徴

食品安全委員会が主となり，2003〜2013年に行ってきたリスクコミュニケーションの種類を表1に示した．表中の下線は2013年現在まで継続していることを示す．

2.1 意見交換会

表1からわかるように，現在まで続いているものには，食品安全委員会，厚生労働省，農林水産省が連携して開催している意見交換会がある．2003年からこの10年，パネルディスカッション形式にしたり，パネルに消費者や食品関連事業者を加えたり，より広範な参加者を求めてこの意見交換会での理解を深めるための試みが行われている．意見交換会は各都道府県において行われ，一方的な講義形式ではなく，さまざまな立場の人の意見を聞いたり，質問がしやすいような運営などがみられる．しかし，劇場型の大人数を対象にしたものは，参加者の満足がなかなか得られない傾向がある．さまざまな対象にあった意見交換会が必要であると考えられる．

意見交換会のテーマはリスク分析の考え方 (2003)，BSE (2004)，魚介類に含まれるメチル水銀，米国カナダ産牛肉，大豆イソフラボンなどの特定保健用食品 (2005)，米国産牛肉輸入問題，残留農薬等のポジティブリスト制度および食育 (2006)，リスク分析の考え方，食育，輸入される牛肉，食中毒原因微生物の食品健康影響評価 (2007)，食品からのカドミウム摂取，体細胞クローン家畜由来食品に係る食品健康影響評価 (2008)，鶏肉中のカンピロバクター・ジェジュニ／コリ，輸入される牛肉および牛内臓に係る食品健康影響評価 (2009)，食品添加物，食中毒原因微生物に係る食品健康影響評価 (2010)，放射性物質の食品健康影響評価 (2011)，牛海綿状脳症 (BSE) 対策の見直しに関する説明会，放射性物質への対策 (2012)，牛海綿状脳症 (BSE) 対策の見直しに係る食品健康影響評価 (2013) というものであった．

また，専門家による講演会についても，その時々の関心事をテーマにあげて

表1 食品安全委員会におけるリスクコミュニケーションの内容

西暦	リスクコミュニケーションの種類（下線は現在も継続しているもの）
2003	① <u>意見交換会（全国各地＜厚生労働省，農林水産省と連携＞）</u> ② <u>専門家の講演会</u> ③ <u>食の安全ダイヤル</u> ④ <u>消費者団体，食品関連事業者，メディア関連者との懇談会</u> ⑤ <u>ホームページ</u>
2004	① <u>季刊誌「食品安全」（年4冊）</u>
2005	① DVD「気になるメチル水銀～妊娠中の魚の食べ方」専門用語の解説（市民，学校向け）
2006	① リスクコミュニケーションのための人材育成，地域の指導者育成講座開催（2006，2007，2008） ② 食育として意見交換会「リスクコミュニケーションはいかに食育に貢献できるか」 ③ 第1回食育推進全国大会でパネル展示（2006～2012年第7回まで継続） ④ DVD「気になる農薬～安心して食べられる？」「遺伝子組み換え食品って何だろう？そのしくみと安全性」「21世紀の食の安全～リスク分析手法の導入」 ⑤ <u>メールマガジン</u>（週1回）
2007	① リスクコミュニケーター育成講座（2007，2008，2009年） ② <u>ジュニア食品安全委員会（小学生対象）</u> ③ DVD「何を食べたら良いか？考えるためのヒント～一緒に考えよう！食の安全」「気になる食品添加物」 ④ 冊子「どうやって守るの？食べ物の安全性」
2008	①「訪問学習」食品安全委員会に訪れた学生と意見交換（2008，2009年） ② DVD「よくわかる！食品安全委員会～食品の安全をどう守るの？」
2009	① サイエンスカフェ，「食品のリスクを考えるワークショップ」 ② リスクコミュニケーター（インタープリター）育成のための講座と演習 ③ 子どもを対象にした意見交換会（全国各地で開催） ④ DVD 中学生対象「気になる食品の安全性～みんなで学ぼうリスク分析～」「食品安全の基礎知識クイズで学ぶリスク評価」「考えてみよう！！食べ物の安全性～食品添加物や残留農薬について～」
2010	① DVD「サイエンスカフェ」 ② <u>新着お知らせメール</u>
2011	① <u>ジュニア食品安全ゼミナール（全国数か所の中学校）</u>
2012	① <u>メールマガジン読み物版</u>
2013	① 食品を科学する－リスクアナリシス（分析）講座（全6回） ② 電子ジャーナル「Food Safety - The Official Journal of Food Safety Commission」発行

行っている．そのテーマはBSE，鳥インフルエンザ(2003)，BSE最新情報(2004)，食品媒介疾患，薬剤耐性菌，BSE，重金属の最新情報(2005)，ヨーロッパにおけるリスク評価への消費者関与，世界におけるBSEリスクとその評価，農薬に関する経済協力開発機構（OECD）の取り組み（2006)，米国等における農薬の安全性評価，放射線照射食品を巡る国際的な状況（2007)，北米におけるカビ毒のリスク評価，食品安全を伝えるリスクコミュニケーション（2008)，食品分野におけるナノテクノロジー，国際がん研究機構における化学物質の評価の最新情報（2009)，食品分野におけるナノテクノロジーの最新情報（2010）などであった．

2.2 小学生・中学生に向けた啓発

　専門家だけでなく，消費者，一般市民，子どもを対象にしてわかりやすい情報発信としてDVDが11本作成されている．中でも小学生や中学生を対象にしたものが見られ，さらに冊子「どうやって守るの？食べ物の安全性」も作られている．これらを有効に利用するには活用する場の確保が必要である．中学校，高等学校の家庭科の教科書には食品の安全にかかわる記述があり，食品安全委員会の設立やリスク分析，リスク管理，リスクコミュニケーションの関係を説明している．中学校，高等学校家庭科での授業で充実したリスクコミュニケーションができるとよいと考える．

　食品安全委員会では都道府県にDVDを配布しているが，その活用については都道府県に任されているために，どのように利用されているのかは明らかではない．

　2007年より小学生を対象にした子ども食品安全委員会が8月上旬に食品安全委員会にて行われている．ここでは食品の安全に興味を持ってもらうことが狙いである．また，2011年よりジュニア食品安全ゼミナールが，全国各地の中学校に出向いて（年間5〜6校）行われている．

2.3 DVD，冊子によるリスクコミュニケーション

　DVD11本の内容を以下に示す．一般向けと小中学生向けに作られている．
「気になるメチル水銀〜妊娠中の魚の食べ方」
「気になる農薬〜安心して食べられる？」

「遺伝子組み換え食品って何だろう？そのしくみと安全性」
「21世紀の食の安全～リスク分析手法の導入～」
「何を食べたら良いか？考えるためのヒント～一緒に考えよう！食の安全」
「気になる食品添加物」
「よくわかる！食品安全委員会～食品の安全をどう守るの？」
「気になる食品の安全性～みんなで学ぼうリスク分析～」（小中学生向け）
「食品安全の基礎知識クイズで学ぶリスク評価」（小中学生向け）
「考えてみよう！！食べ物の安全性～食品添加物や残留農薬について～」
「サイエンスカフェ」（小中学生向け）

　DVDによるリスクコミュニケーションではリスク分析，リスク評価というリスクアナリシスの仕組みについて取り上げており，食べ物にあるリスクを理解すること，リスクをどのように分析しているのかなどであり，リスク評価についての理解が重要であると考えていることがわかる．

2.4　情報提供

1)　ホームページ

　2003年からホームページを立ち上げ，食品安全委員会の議事録をはじめとして多くの情報を掲載している．よりわかりやすい情報として，「消費者の方向け情報」「お母さんになるあなたへ」「キッズボックス」「動画配信などビジュアル資料」などがある．また，「食品安全総合情報システム」では食品安全情報，会議資料，Q&A，評価書，研究情報などがあり検索できるようになっている．

2)　季刊誌

　2004年より季刊誌「食品安全」を創刊し年4冊発行している．各誌でそれぞれ特集が組まれ，主にリスク評価について掲載されている．

3)　メールマガジン

　2006年より会員向けにメールマガジンを配信している．2007年には週1回，会員数5800名，2012年には会員12000名となり，月1回の読み物版も配信されている．

4)　電子ジャーナル

　2013年より電子ジャーナル「Food Safety - The Official Journal of Food Safety

Commission」が英語版で発行され，我が国におけるリスク評価を国際的に発信することができるようになった．

2.5 食の安全ダイヤル

2003年より食の安全ダイヤルが設置され，電話・メールによる問い合わせに応じている．2003～2012年度の食の安全ダイヤルへの問い合わせ件数を**表2**に示す．

表2 問い合わせ件数の推移

2003	2004	2005	2006	2007	2008	2009	2010	2011	2012
358件	836件	806件	863件	971件	1069件	655件	1032件	2000件	797件

2008年は中国ギョウザ事件があり，輸入食品についてが多く，2011，2012年度の問い合わせの増加は東日本大震災にかかわる放射性物質についての問い合わせが多かった．食の安全ダイヤルに寄せられる問い合わせの約60％はリスク管理に関するものである．

2.6 リスクコミュニケーター養成

リスクコミュニケーションを広く展開していくために，リスクコミュニケーターとしての養成講座が2007, 2008, 2009年と3年間にわたって行われている．しかし，この取り組みが3年で終了していることは，その活用がうまく展開していないのではないかと思われる．

2.7 リスクアナリシス講座

2013年には「食品を科学する―リスクアナリシス（分析）」講座が6回にわたって開催された．この講座は一般向けに月1回のペースで開催され，連続して出席することを条件として参加者を募集した．その6回の講座の内容は以下のとおりである．

 1回目　食べ物の基礎知識～食品の安全と消費者の信頼をつなぐもの
 2回目　農薬を考えよう～野菜や果物をおいしく食べるため～
 3回目　食べたものはどこにいく？　過剰摂取のリスク～脂質の例～

4回目　甘くみていると危ない？　〜意外と知らない食中毒〜
5回目　実は食べている？　〜自然界のメチル水銀〜
6回目　食品のリスクマネジメント＠キッチン

　この講座は食品安全委員会委員が講師となり，それぞれの専門分野から食品安全についてわかりやすく講義され，1回の人数は40名と少人数であり，十分な質疑応答の時間が設定されている．少人数で双方向の質疑応答があり，6回の講座を連続して受講することで確かな食品安全の考え方の理解が深まると思われる．

3. 食品安全モニターの調査に見るリスクコミュニケーションの効果

　食品安全モニターとは食品安全委員会における食品健康影響評価の結果，それに基づくリスク管理機関の施策，個別の食品の安全性等について広く国民からの意見を求めることを目的に創設された制度もあり，大学等で食品に関係深い学問を修了した者，食品に関係の深い資格を保有する者，食品の安全に関する仕事に従事したことのある者を対象に募集し，470名がその任にあたっている．食品安全モニターは食品安全行政に関する意見や情報提供等の報告を行っている．また毎年，食品安全モニターに対して種々のアンケートを行っている．そのアンケート調査結果[2]のなかで，リスクコミュニケーションに関係したものについて示す．**図1**には平成23年度の1回目と2回目の調査結果で，食品安全に対して「とても不安を感じる」，「ある程度不安を感じる」と回答した者

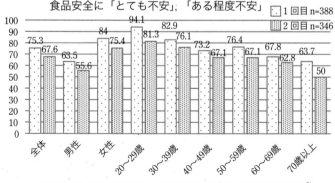

図1　食品安全モニター対象の食品安全に関する調査[2]

の割合を示した．食品安全モニターに対してはモニター会議において，食品安全委員会からの食品安全に関する講義がある．1回目と2回目の差はモニター会議での講義を聞き変化したものと考えられる．すなわち，リスクコミュニケーションの効果として見ることができる．

全体として食品安全に対する不安を抱いているのは1回目75.3%と2回目67.6%であり，7.7%減少している．男女別や年代別にみているが，男性より女性の方が不安が大きく，リスクコミュニケーションの効果も女性の方が大きい傾向がある．また，年代別に見ると20歳代が食品安全に不安を大きく持っているが，1回目と2回目の差が大きく，リスクコミュニケーションの効果が大きい．70歳代以上の年代では不安に感じている者の割合は少ないが，1回目と2回目の差は大きく，リスクコミュニケーションの効果が大きいと考えられる．

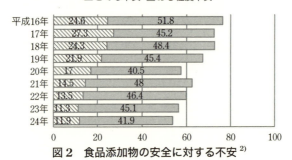

図2 食品添加物の安全に対する不安 [2]

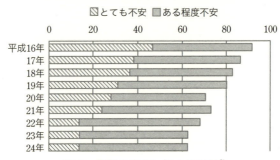

図3 農薬の安全に対する不安 [2]

消費者が食品の安全に対してもっとも危惧しているものとしては，食品添加物と農薬が挙げられる．食品安全モニターに対する平成16〜24年の調査で食品添加物（**図2**）や農薬（**図3**）に対して「とても不安に感じる」，「ある程度不安に感じる」と回答した者の割合の変化をみた．食品添加物や農薬に対して不安に感じている者の割合が平成16年には76.4%であるが，平成24年には53.8%と22.6%も低下している．また農薬に対してみると平成16年には91.7%であるが，平成24年には62.4%と29.3%も低下している．リスクコミュニケーションがさまざまな形で行われてきた成果と考えられる．

特に農薬についてその低下率は大きい．その要因の一つとして，農薬の取り扱いが平成15（2006）年に食品添加物と同じように使用してよい農薬をすべてリストに挙げるというポジティブリスト制に変更されたこと，この制度変更が影響していると考えられる．それまでは使用禁止の農薬を示している（ネガティブリスト制）であったため，それ以外の農薬の使用については規制されていなかった．

4. ゼロリスク神話とリスクコミュニケーション

リスクコミュニケーションは，リスク評価やリスク管理が適正に行われ，食品安全についての認識を深め，安心して食生活が営めるようにするためのものである．リスクコミュニケーションで，リスク評価の考え方を納得できるかどうかに大きくかかわるのが，安全な食品にはリスクのある成分が少しでも含まれていてはいけないというゼロリスクの考え方である．食品には少なからず人間の健康に影響を及ぼす成分が含まれているということ，すなわちハザード（危機成分）があること，ハザードが全くないという食品・食べ物はない，ゼロリスクはないということを認識する必要がある．

食品安全委員会では人間にとって健康に影響を及ぼさないように食するためにリスク評価を行っている．それをもとに生産過程，食品の製造過程において使用できる農薬や食品添加物等の種類と量を決定し，管理している．食品安全委員会の専門調査会の種類をみると，添加物，農薬，動物用医薬品，器具・包装，化学物質・汚染物質，微生物・ウイルス，プリオン，カビ毒・自然毒，遺伝子組み換え食品，新開発食品，肥料・飼料等と多岐にわたっている．それぞれの成分のリスクを詳細に知ることはなかなか難しいことであるが，食べ物の

安全の確保の仕方について理解し，納得できて初めて安全と安心を得ることができる．

　リスクコミュニケーションは食べ物の安全と安心を得るために重要であり，さまざまなレベルでの取り組みが必要である．

■参考文献
1) 食品安全委員会 編, 食品安全委員会 10 年の歩み, 2013.
2) 食品安全委員会 HP　食品安全モニターからの報告, 調査結果より作図.
http://www.fsc.go.jp/monitor/monitor_report.html（'2014 年）

（石井克枝）

特別寄稿:食物アレルギー

1. 食物アレルギーと食品の安全—個別か共通か…—

　食品の安全と安心という視点から食品をとらえると,一方では本書の他稿で多くとり上げられている農薬,重金属,食品添加物などの物質が,食品の中に残存したり混入し,生体に害を及ぼすことが,極めて重大な問題になる.食品の安全と安心の点から,これらに対する予防対策が必須である.以上のことは,すべての人にとって共通して安全,安心かどうかということである.

　他方,同じく食品の安全,安心であっても食物アレルギーは,その状況が大きく異なる.食品内への他の物質の混入がない状態で,しかも全く同一の食品であっても,ある人には安全,安心であるが,別のある人にとっては全く安全,安心でなく,時には極めて危険で,中には生命に関わることがある.その理由として,食物アレルギーは生体側の要因が主体であるからである.ここが他の食品の安全,安心と決定的に異なる点である.すなわち,食物アレルギーはある食品に対して多くの人は,全く安全,安心に摂取できるのに対して同じその食品に対して,ある人だけがアレルギーという反応が生体に惹起されて種々の症状が発現し,時として生命に危険を及ぼすことがある.したがって,食品の安全,安心を考える中で食物アレルギーについては,以上のような特徴を十分理解して対策や対応を考えることが必要となる.

　本稿では,理解しやすいようにまず,アレルギー全体について触れた上で,上記のような視点を踏まえて,食物アレルギーとは何か,頻度はどうか,その発症機序は,症状は,検査診断法は,そして治療法はどうなっているのか,などについて概説する.

2. アレルギーの概念

　アレルギー (allergy) という用語はギリシャ語の allos (変じた) と ergo (作用) に由来するが,この用語を初めて用いたのは von Pirquet (1906) であり,

"生体がある物質に2回目に,あるいは連続して遭遇するときに示す特異的な反応性の変化"と定義した.一方,免疫反応そのものは自己と非自己を認識し,非自己を排除する生体防御反応である.現在,アレルギーは,別名過敏症(hypersensitivity)ともいわれ,抗原(以下,アレルゲン)に対して,生体が過敏に反応する免疫反応ととらえられている.

CoombsとGellは免疫学的に組織障害を起こす機序の分類に基づいて,アレルギー反応を4つの基本型に分類した(**表1**).実際の病態としては,1つの型が単独で発現することもあるが,複数の型が同時ないしは経時的に混合して発現することも少なくない.

アレルギー疾患は基本的にはアレルギー反応に基づいて発症する疾患であるが,遺伝的素因を背景にして環境との相互作用の中で発症に至るものである.遺伝的素因(アトピー素因,アレルギーの素因)については,11番染色体にある高親和性IgE受容体(FcεRI)のβ鎖をコードする遺伝子の他,interleukin4(IL-4)受容体α鎖遺伝子,interleukin13(IL-13)遺伝子,interleukin12(IL-12)受容体β_2鎖遺伝子,アドレナリン受容体β_2(ADRβ_2)鎖遺伝子,ORMDL3遺伝子などをはじめ多くの多型や変異が報告されてきている.いずれにしても多因子遺伝と考えられる.

表1 アレルギー反応の分類(Coombs and Gell)

型	名称	機序	主な機序と考えられる疾患
I型	アナフィラキシー型 (即時型,IgE依存型)	IgE,肥満細胞 化学伝達物質 (好酸球)	気管支喘息,じんま疹,アレルギー性鼻炎,花粉症,アナフィラキシーショック(運動誘発性も含めて),アトピー性皮膚炎*,消化管アレルギー,食物アレルギー
II型	細胞障害型 (細胞融解型)	IgG,IgM 補体活性化	不適合輸血,Goodpasture症候群,白血球減少症,自己免疫性溶血性貧血
III型	免疫複合体型 (アルサス型)	IgG 補体活性化 好中球遊走	血清病,アレルギー性気管支肺アスペルギルス症,過敏性肺炎,全身性エリテマトーデス(SLE),糸球体腎炎
IV型	遅延型 (細胞免疫型)	T細胞 マクロファージ Langerhans細胞	アレルギー性接触皮膚炎,アトピー性皮膚炎*,細菌・真菌・ウイルス免疫,結核菌免疫,ツベルクリン反応,過敏性肺臓炎(一部の食物アレルギー)

* I+IV型など,複数の型で発現する場合も多い.

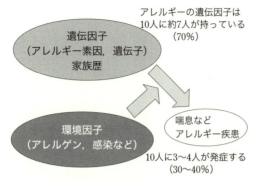

図1 アレルギー発症における遺伝因子と環境因子との関わり

おおよそで言えば，アレルギーの遺伝的因子（アレルギー疾患になり易い素因，体質）は10人に約7人が持っており，このうち環境因子が関わって，実際にアレルギーを発症する人は10人に3～4人と考えられている（**図1**）．

3. アレルギー疾患のいろいろ

アレルギー患者の人はアレルギーの素因を持っていて，環境因子の刺激によって症状が出る．どんな症状がどこに出るかは種々である．またアレルゲンも様々である．基本的には全身疾患である．アレルギー疾患には**表2**の病像名のように気管支喘息，アトピー性皮膚炎をはじめ種々ある．同じく，アレルゲン名からは食物アレルギー，薬物アレルギーなどがある．全身疾患であるため喘息とアトピー性皮膚炎が合併していたり，そこに花粉症が加わることもしばしばある（**図2**）．また，アレルギーマーチといわれるように年齢とともに病像がいろいろと変化したり加わったりしていく．

表2　アレルギー疾患のいろいろ

病像名から
気管支喘息
アレルギー性鼻炎
花粉症
アトピー性皮膚炎
アレルギー性結膜炎
アナフィラキシー
じんま疹　など

アレルゲン名から
ダニアレルギー
食物アレルギー
・卵アレルギー
・牛乳アレルギーなど
花粉症
薬アレルギー
ハチアレルギー　など

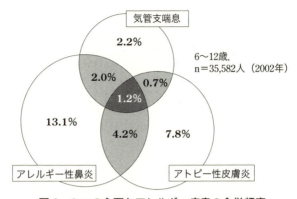

図2　3つの主要なアレルギー疾患の合併頻度
（西日本小児アレルギー研究会有症率調査研究班）

　したがって，アレルギー疾患の患者の治療管理は，全体的全身的に対応することが極めて重要である．

4. 食物アレルギーとは

　食物は，人の恒常性の維持，小児では成長・発達にとって最も大切である．また食べるということによって精神的な満足も得られ，食べるということは，心身両面にとって最重要なことなのである．しかし，ある人がある食物を摂取したときに，体の中にアレルギー反応が惹起されて種々のアレルギー症状が出現する場合がある．これを食物アレルギーという．ここで「ある人」とは，ある食物によってアレルギー反応を起こす人であり，この場合ある食物のことを「食物アレルゲン」という．例えば，このある人は牛乳や牛肉や魚や大豆を摂取しても，何の症状もでないが，鶏卵を食べると体の中でアレルギー反応が起こって症状がでる．この場合に，鶏卵がこの人にとっての食物アレルゲンである．一方，別のある人は鶏卵を食べても何ら症状が出現しないが，牛乳を摂取するとアレルギー反応が起こって症状がでる．この場合，牛乳がこの別の人にとっての食物アレルゲンである．これらの「食物アレルゲン」とは，それぞれの食物の中のあるタンパク質であり，それがアレルゲンとして生体に作用するのである．

　食物によるアレルギー症状には，紅斑やじんま疹などの皮疹，痒み，口腔内

違和感，喉頭浮腫，喘鳴，下痢，おう吐，ひどいときにはアナフィラキシーショックなどがあり，軽いものから重篤なものまで極めて多彩である．

　食物によるアレルギー反応は免疫学的機序の一つであり，生体に不利益な反応である．反応には幾つかの種類がみられ，それぞれの反応に関わる生体の物質や細胞が異なったり，関わりの程度が異なったりする．そのうち基本的なアレルギー反応は即時型アレルギー反応の中心であるⅠ型アレルギー反応（クームス，ゲルのアレルギー分類による）で，その反応に関わる物質はIgEといわれる免疫グロブリンの一種である．なぜそのような人に，そのような反応が起き，他の人には起きないのかについては，アレルギー体質などが重要と考えられている．アレルギー体質は主に両親からの遺伝的な要素が強いが，環境の因子も関わっていると考えられている．さらに，小児の食物アレルギーの多くは齢を経るに従って改善，治癒することが知られている．しかし，その機序の詳細は明らかにされていない．ただし，後に述べる経口免疫寛容現象の誘導が関わっていると考えられている．

5. 食物アレルギーの定義

　食物を摂取することにより起こる不利益な反応（adverse reactions）は，その機序が種々である．食物アレルギー（food allergy）は免疫学的機序が関与するものをいう．食物アレルギー以外の不利益な反応としては，食物の毒性，先天性代謝異常症などによる非免疫学的機序によるものなどがある．

　日本小児アレルギー学会では，以上のことを踏まえて，"食物アレルギー診療ガイドライン2012"[1]は，"食物アレルギーとは食物によって引き起こされる抗原特異的な免疫学的機序を介して生体にとって不利益な症状が惹起される現象"と定義している．ガイドラインでは食物の生体への侵入経路を経口摂取だけに限定せずに，経皮や経気道からの侵入や感作によっても食物アレルギーが発症することが明らかになったため，前記のような表現になっている．これは，成人の食物アレルギーにおいて特に重要である．

6. 食物アレルギーの頻度と食物アレルゲン

　本邦の食物アレルギーの有病率は，乳児で約5～10％，幼児で約5％，学童期以降で1.5～3％と考えられている．即時型食物アレルギーの食物アレルゲ

ンとしては，頻度の多い順に，鶏卵，牛乳，小麦，甲殻類，果物類，そば，魚類，ピーナッツ，魚卵，大豆である．ただし，この順序には年齢的な特徴があり，幼少期では，鶏卵，牛乳，小麦の順であるが，20歳以上では，甲殻類　小麦，果物類が多い．

　食物アレルゲンはタンパク質である．食物中で特異的IgE抗体が結合するそれぞれのタンパク質をアレルゲンコンポーネントといい，その結合部位をエピトープ（抗原決定基）という．

　食物アレルゲンの中で患者の50％以上が認識するアレルゲンコンポーネントを主要アレルゲンという．

　異なるアレルゲンに共通の構造をしたエピトープが存在して，両者に共通して特異的IgE抗体が結合することを交差抗原性という．

7. 食物アレルギーの発症機序

　アレルギー全体についてまずみると，アレルゲンとなる抗原が生体に侵入して，生体にアレルギー反応が起こることにより，アレルギー疾患が発症する．このアレルギー反応についても前述したように4種類（あるいは5種類）に分類されている．

　いずれの食物アレルゲンも消化管から消化吸収された後（経皮または経気道からの侵入もある），抗原提示細胞によりエンドサイトーシスにより取り込まれ，カテプシン群により更に分解され（抗原プロセッシング），HLA class II分子とともに細胞膜表面に提示される．これをヘルパーT細胞がT細胞レセプター$α/β$を中心に認識してヘルパーT細胞が活性化される．ヘルパーT細胞は産生されるサイトカインの種類によって図3のように分けられる．

　著者らの成績[2,3]から食物アレルギーにおいて，Th2が優位に働くとinterleukin-4（IL-4）やinterleukin-5（IL-5）を産生し，このうちIL-4はB細胞に作用し，膜表面にFcεRII分子を発現させたりIgE産生を誘導する．産生されたIgEは肥満細胞や好塩基球に作用して種々のメディエーター（伝達物質）を産生させ，主にI型アレルギー反応（IgE関与）により，主に即時型の症状が発現される．

　Th1が優位に働くとinterleukin-2（IL-2）やinterferon-$γ$（IFN-$γ$）を産生し，また遅延型過敏反応も関与し，主として非即時型の症状が発現される．Th1と

Th2のバランスの偏りにより，即時型の症状か非即時型の症状かが決まると考えられる．しかし，いずれの場合も多かれ少なかれTh1系もTh2系も働いている．

ある特定の食物により，このような一連のアレルギー反応が惹起される機序（例えば卵ではアレルギー症状が出現するが，牛乳では出現しないなど，すなわち抗原特異性），およびどのような型の症状かを決定する機序が重要である．著者らは，その重要なキーとなる部分は，図3のうち①抗原認識部位（HLA抗原-抗原ペプチド-T細胞レセプターの相互関係）と，②即時型でいえば過剰なIgEの産生の機序であり，さらに，③消化管機能および消化管の粘膜免疫の発達も食物アレルギーの発症と自然経過に重要である，と考えている．

また食物アレルギーをIgEの関与の有無により分けると，その症状発現にIgEを介する免疫反応が関与しているIgE依存性食物アレルギーと，関与していない非IgE依存性食物アレルギーに大別される．IgE依存性食物アレルギーはIgE，マスト細胞，ヒスタミンなどの化学伝達物質が中心的役割を果たす即時型アレルギーを主体とするが，非IgE依存性食物アレルギーの病態生理は不明な点が多い（上記の著者らの検討を参照）（図3）.

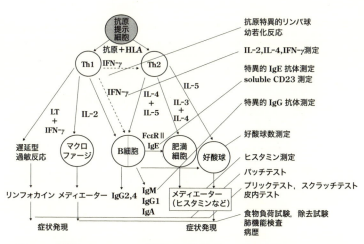

図3　2種類のヘルパーT細胞の反応系（Th1系とTh2系）と検査
（破線は抑制的に働く）

8. 食物アレルギーの臨床症状と診断 [4]

食物アレルギーは，臨床的には即時型と非即時型とに分けて把握することが有用であると著者は考えている（**図4**）.

食物アレルギー（例えば卵のアレルギー）を持っている人では，食物アレルゲンで一度，感作（刺激を受ける）された後，その食物アレルゲンが2回目以降に体に摂取されるとアレルギー症状が出る．このときに，2回目以降にその食物を摂取してすぐ症状が出る場合と，しばらく時間が経ってから症状が出る場合がある．

前者を即時型といい，多くの場合は1時間以内（15分以内が多い）に症状が出てくる．それに対し後者は食物摂取後1～2時間以上，長いと24～48時間経過してから症状が出てくる．これを著者は即時ではないという意味で非即時型と表現している．

これはあくまで症状の出る時間による分け方で，その機序は，前者ではIgEや特異IgEが大いに関わるが，後者では細胞性反応が関わるなどさまざまである．図4での，図中（＋）は主に関わっている，（－）は主には関わっていない，という意味である．

食物アレルギーの診断には，①食物アレルゲンの診断，②症状発現時間の診断，③病像（症状）の診断の3つの要素が含まれる．

食物アレルゲンの診断では，卵，牛乳，大豆，ソバ，エビ，キウイなどの個々の食物アレルゲンを明らかにすることに加えて，1次食品のみがアレルゲンと

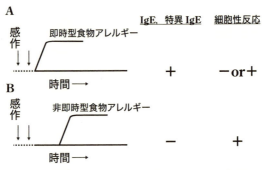

図4　食物アレルギーの症状発現時間による分類

（Kondo N. J Allergy Clin Immunol Vol. 186: 1990, Vol 91: 1993）

して働くのか，加工食品あるいは熱処理を加えた食品もアレルゲンとして働くのかを明らかにすることも重要である．

症状発現時間の診断では，臨床的に即時型か非即時型かを明らかにする．免疫学的にはクームス・ゲル（Coombs & Gell）のアレルギー分類のⅠ型〜Ⅳ型およびその他のアレルギー・免疫反応のいずれかを可能な範囲で明らかにする．

病像（症状）の診断では，全身性にはアナフィラキシー，食物依存性運動誘発性アナフィラキシー，皮膚，粘膜ではじんま疹，紅斑，血管浮腫（喉頭浮腫も含む），アトピー性皮膚炎，消化管では消化管アレルギー，下痢，おう吐，新生児乳児消化管アレルギー，口腔アレルギー症候群，神経系では頭痛，アレルギー性緊張弛緩症候群，呼吸器では咳嗽，喉頭浮腫，気管支喘息，肺ヘモジデローシス，眼ではアレルギー性結膜炎，結膜浮腫，鼻ではアレルギー性鼻炎など種々の部位で症状が出る（**表3**）．

表3　食物アレルギーの病像（症状）の診断

○病像（症状）の診断
全 身 性：アナフィラキシー，食物依存性運動誘発アナフィラキシー
皮膚粘膜：じんま疹，紅斑，血管浮腫（喉頭浮腫も含む），アトピー性皮膚炎
消 化 管：消化管アレルギー，下痢，おう吐，口腔アレルギー症候群
神 経 系：頭痛，アレルギー性緊張弛緩症候群
呼 吸 器：咳嗽，喉頭浮腫，気管支喘息，肺ヘモジデローシス
　　眼　：アレルギー性結膜炎，結膜浮腫
　　鼻　：アレルギー性鼻炎
など

○病像の説明
・アナフィラキシー（anaphylaxis）：即時型アレルギー反応の一つの総称で多臓器に症状が現れる．時にショック症状を引き起こす．
・食物依存性運動誘発アナフィラキシー（food-dependent exercise-induced anaphylaxis：FEIAn/FDEIA）：原因食物を摂取後，運動を行ったときにアナフィラキシーを起こす疾患．小麦（小麦，ω-5グリアジンの特異的IgE抗体測定），カニ，エビなどの頻度が高い．
・口腔アレルギー症候群（oral allergy syndrome：OAS）：消化吸収の前段階で口腔粘膜における食物（果物・野菜）による接触じんま疹，症状出現時間は5分以内（即時型アレルギー症状）のことが多く，花粉症，ラテックスアレルギーに合併することが多い．
（花粉症はシラカバ科，ハンノキ科，イネ科花粉症に多く，スギ花粉症には比較的少ない）．

9. アナフィラキシー

　アナフィラキシーはⅠ型アレルギー反応(IgE抗体)が関与するものの一つで，抗原（アレルゲン：食物，薬物，ハチ毒など）の一定期間をおいた再投与（再侵入）により，数分〜数時間以内（多くは30分以内）にヒスタミン，ロイコトリエンなどの化学伝達物質により血管透過性亢進，平滑筋のれん縮，粘液分泌亢進が起こり，全身のじんま疹，紅斑，血管浮腫の出現，循環不全（血圧下降，頻脈など），呼吸不全（気管支収縮徴候として）などのすべて，あるいは一部の徴候を呈する．

　このうち症状が全身にわたって現れるものを全身性アナフィラキシー(systemic anaphylaxis)という．全身性アナフィラキシーは，抗原侵入後5〜30分で急性循環虚脱，低血圧，呼吸困難などによる全身性の症状として現れ急激に悪化する．激しいときには数分後に死亡する場合もある．この激しい症状をアナフィラキシーショックという．悪心，おう吐，じんま疹，紅斑，搔痒，気管支収縮，血管透過性亢進，心不整，腸管平滑筋収縮，下痢，子宮収縮などを伴う．また，特異的IgE抗体が証明されないがアナフィラキシーに類似の症候を呈するアナフィラキシー様反応(anaphylactoid reaction)もある．

　だから，診察のポイントは，①アナフィラキシーかどうか，さらに全身性アナフィラキシーかどうか，アナフィラキシー様かどうかの診断を的確に，しかも早急にすることと，②アナフィラキシーあるいは全身性アナフィラキシーであれば，その原因が何であるかを早急に明らかにすること，である．これにより的確な治療・予防を早期に開始することができる．

　特に①は早期診断が必要であり，それらに対する早期治療を開始することが生命予後のために必須である．さらに，②の診断は困難なことも少なくないが，その原因，すなわちアレルゲンを早急に回避することが重要な治療・予防となる．的確な回避をせずに薬物療法のみを続けていても治療効果があがらないこともあり，重症化することにつながる．アレルゲン診断のためには，どんな検査よりもまずは十分な問診による状況把握であり，問診の重要さを強調したい．疑わしいアレルゲンに対する血液検査としては特異的IgE抗体，皮膚テストとしてはスクラッチテスト，プリックテストがあるが皮膚テストは慎重にする必要があり，アナフィラキシー対応の医療器具や医薬品などの準備をしたうえで行う．重いアナフィラキシーが予測される場合は，皮膚テストは禁忌である．

　治療は，①原因アレルゲン（食物，薬物，ハチ毒など）の除去，回避が何より

も重要である．②薬物療法としては，エピネフリン（アドレナリン）投与，気道確保，血管確保，ステロイドの静注などを行う．

10. 食物アレルギーの診断法の実際と手順

それでは実際に，どのようにして食物アレルギーと診断するかについて，その手順につき述べる．

十分な病歴から疑わしい食物について2，3の血液検査，皮膚試験を行い，これらの結果をもとに，疑わしい食物について負荷試験を行って判定する．必要な場合には，その前に各々の食物につき1～2週間の除去試験を行う．原因食物が明らかにならなかった場合には，はじめにもどって再検討する（図5）．

食物負荷試験には①オープン負荷試験（open food challenge）と②ダブルブラインドプラセボコントロール負荷試験（double blind placebo controlled food challenge：二重盲検法）などがある．厳密には乾燥粉末食品（dehydrated powdered food：カプセルまたはジュースに入れて）を用いて②の方法で行うが，日常診療ではあくまでスクリーニングとしてオープン負荷試験で判定可能な場合も少なくない．

この場合には，例えばゆで卵1/32個あるいは牛乳0.1mLより負荷を開始し15分ないし1時間ごとに原則的に倍増して総量として例えば卵では1個，牛乳では30mL，豆腐（大豆）では1/4丁を負荷するが，症状が発現したらその

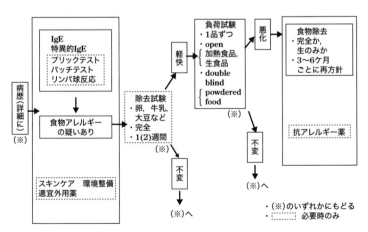

図5　食物アレルギーの診断手順

時点で負荷は終了し，症状に対応する．症状発現時間と症状を記載し，負荷開始から48時間観察し判定する．

なお，②の方法でも上記に相当する量を負荷するが詳細は別稿を是非参照いただきたい．問診などからアナフィラキシーが疑われる場合は負荷試験は禁忌である．

ある食物により実際に症状が出現するかどうかは生体内（in vivo）における厳格な食物除去，負荷試験によるが，その症状が果してアレルギー反応によるものかどうか，またどのような型のアレルギー反応によるかは生体の皮膚試験（スクラッチテスト，パッチテスト）や試験管内（in vitro）の免疫アレルギー学的検査，すなわち，特異IgE，特異IgG，著者らが開発した抗原特異的リンパ球幼若化反応，サイトカイン，伝達物質などの測定結果により判読する（図3）．すなわち，その症状が確かに免疫アレルギー反応によって惹起されているという証拠をつかむために種々の血液，皮膚検査を行う．

11. 食物アレルギーの自然経過

小児の食物アレルギーのかなりは加齢に伴い耐性（免疫寛容）が獲得される．早期に耐性が獲得されるかどうかは，食物アレルゲンの種類と数，特異的IgE抗体の量，ほかのアレルギーの合併の有無などに影響される．一般的に，鶏卵，牛乳（鶏卵に比べれば耐性獲得しにくい），小麦，大豆は耐性を獲得しやすく，そば，ピーナッツ，甲殻類，魚は耐性の獲得がしにくいものである．

複数の食物にアレルギーがある場合，ほかのアレルギーを合併する場合，アナフィラキシーの既往がある場合，特異的IgE抗体が高値の場合などは，耐性獲得しにくい傾向がある．いったん症状が消失した後も，再発することがある．成人では耐性化しにくい．

12. 成人発症の食物アレルギーの特徴

成人発症の食物アレルギーも増加している．その特徴は，原因食物が小児とはかなり異なり，重症の症状が出やすく，自然にも治療によっても耐性化しにくいことが挙げられる．

原因食物は，小児では鶏卵，牛乳で半分以上を占め，次いで小麦，甲殻類，果物類であるのに対して，成人ではリンゴ，桃，梨，キウイ，メロン，アボガド，

バナナなどの果物類やトマトなど野菜，小麦，甲殻類，魚類，ソバなどである．

症状としてはじんま疹など皮膚症状のほか，呼吸器症状，喉頭のかゆみや喉頭浮腫など，口腔アレルギー症候群（口腔粘膜に限定した即時型アレルギーのことで，多くの場合，花粉症を合併している），アナフィラキシーなどで重篤なものもある．

成人での発症の機序については，今後も種々の検討が必要であるが，果物アレルゲンは花粉アレルゲンと交差反応性があり花粉症との関連が指摘されている．この場合は花粉アレルゲンの経気道感作が関わっていることも考えられる．果物や野菜のアレルゲンとラテックスアレルゲンとの交差反応性によりラテックス・フルーツ症候群がみられる．これは経皮感作が関わっている．また小麦でも経皮感作が関わっていることが指摘されている．

小児では消化管機能の発達に伴って自然に耐性化が得られることも多いが，成人ではその傾向は極めて少ない．

以下，特に成人に関係する幾つかの疾患について記述する．これらは，もちろん小児にもみられるが，成人に，より特徴的である．

12.1　口腔アレルギー症候群（OAS）及び花粉・食物アレルギー症候群（PFS）

口腔アレルギー症候群（oral allergy syndrome, OAS）とは，口腔粘膜に限局したIgE抗体を介した即時型アレルギー症状を呈する疾患群である．主な原因食物としては，生野菜，果物である．患者さんの多くは花粉症を有しており，このような場合には花粉・食物アレルギー症候群（PFS），と呼ばれている．

果物や生野菜のタンパク質がアレルゲンとして作用する．果物で同定されているアレルゲンの多くは花粉アレルゲンと交差抗原性をもつため，ある種の花粉アレルゲンが気道から吸引されて生体が感作（経気道感作）されて，その後，感作された花粉アレルゲンと交差抗原（反応）性のある果物タンパク質を経口摂取すると症状が発現する．原因アレルゲンとしてBetv1（シラカンバの主要アレルゲン）と同じグループに属するタンパク質やプロフィリンをはじめ種々が知られている．その地域に飛散する花粉の種類によって交差する果実・生野菜との組み合わせが**表4**のように異なる．例えばシラカンバの花粉とリンゴや桃，スギの花粉とトマトなどである．

症状は，食物摂取直後から始まる口唇，舌，口蓋，咽頭，喉頭の急激な掻痒（かゆみ），刺激痛，血管性浮腫等で，通常はこれらの症状は軽度で，自然に治

表4　主な花粉と交差反応性が報告されている果物・野菜

花粉	果物・野菜
シラカンバ	バラ科（リンゴ，西洋ナシ，サクランボ，モモ，スモモ，アンズ，アーモンド），セリ科（セロリ，ニンジン），ナス科（ポテト），マタタビ科（キウイ），カバノキ科（ヘーゼルナッツ），ウルシ科（マンゴー），シシトウガラシ，等
スギ	ナス科（トマト）
ヨモギ	セリ科（セロリ，ニンジン），ウルシ科（マンゴー），スパイス，等
イネ科	ウリ科（メロン，スイカ），ナス科（トマト，ポテト），マタタビ科（キウイ），ミカン科（オレンジ），豆科（ピーナッツ），等
ブタクサ	ウリ科（メロン，スイカ，カンタローブ，ズッキーニ，キュウリ），バショウ科（バナナ），等
プラタナス	カバノキ科（ヘーゼルナッツ），バラ科（リンゴ），レタス，トウモロコシ，豆科（ピーナッツ，ヒヨコ豆）

食物アレルギー診療ガイドライン2012（日本小児アレルギー学会）より

まっていく．一部の症例では，これらのOASの症状に引き続き，呼吸困難や全身性のじんま疹を呈することがある．

　診断は，詳細な問診（話をよく聞く）が重要である．特異IgE抗体検査，果実などそのものを用いたprick-to-prickテストがあるが充分な準備と注意が必要である．誘発試験は十分な経験と準備と注意が必要であり，専門の医師に委ねる．

　治療管理は，原因食品の除去が基本である．多くは加熱により，経口摂取が可能になる．問診で詳細を聞くことが重要である．ヒスタミンH_1受容体拮抗薬により症状は軽快することが多い．

12.2　食物依存性運動誘発アナフィラキシー（FEIAn）

　食物依存性運動誘発アナフィラキシー（food dependent exercise-induced anaphylaxis, FEIAn）とはある特定の食物摂取後の運動負荷によってアナフィラキシーが誘発される疾患である．症状は全身じんま疹や血管運動性浮腫等，重篤で複数の臓器・組織にわたる．食物摂取単独，あるいは運動負荷単独では，症状は発現しない．

　IgEが関与する即時型反応が基本となり，さらに運動による生体のいろいろ

な反応，例えば消化管系，自律神経系などが関わって発症すると考えられている．食物アレルゲンとしては小麦（約60％），甲殻類（エビ，カニ等，約30％）が大部分である．成人での検討からω-5グリアジンと高分子グルテニンが小麦の主要アレルゲンとされている．果実の報告もみられている．鶏卵や牛乳の関与は稀である．運動としては，球技，ランニング，歩行，自転車，水泳，ゴルフなどである．食事から運動開始までの時間は120分未満が90％．運動開始後発症までは60分未満が80％以上である．最近，加水分解小麦含有石鹸を一定期間使用後に小麦製品を摂取して運動することにより，食物依存性運動誘発性アナフィラキシーを発症する症例の報告がある．

好発初発年齢は中学・高校生から青年期である．文献によれば男女比は1.5：1で男性に多い．平均年齢は23.9歳であるという．

全身性のじんま疹,血管性浮腫,紅斑等の皮膚症状はほぼ全例にみられ,喘鳴,咳嗽，呼吸困難などの呼吸器症状は約70％にみられる．血圧低下，意識レベルの低下等のショック症状も約50％にみられる．繰り返す症例も少なくない．アスピリン使用後には誘発されやすい．

治療管理として発症時の対応は，他の原因のアナフィラキシー等，即時型アレルギー症状の治療と同じである．運動前には原因食物は摂取しない．原因食物を摂取した場合，2時間以内は運動しない．運動時，皮膚の違和感，じんま疹等が出現したら運動を止めて安静にして進行するかどうか様子をみて対応する．アドレナリン自己注射器を携帯する．初回の発症を予測する方法はないが，2回目以降の発症は極力予防することが重要である．

12.3　ラテックスアレルギーおよびラテックス・フルーツアレルギー

(1)　ラテックスアレルギー

ゴムには天然ゴムと合成ゴムがある．天然ゴムはゴムの木から採取される天然ゴムラテックス（乳状の液）で，人工ゴムは石油から作られる合成ゴムラテックスである．ラテックスアレルギーとは，このうち天然ゴムラテックスによる主に即時型アレルギー反応とそれによるアレルギー症状を呈する疾患である．

アレルゲンである天然ゴムラテックスアレルゲン（タンパク）が皮膚や粘膜から侵入して表皮内の抗原提示細胞に取り込まれた後，一連のアレルギー免疫反応が進み感作が成立すると考えられている．ラテックスアレルゲン（タンパ

ク）が再び生体に侵入するとアレルギー症状が発現する．皮膚からの場合以外に，手袋パウダーに付着したラテックスタンパク質を吸い込むと気道の症状も発現する．

天然ゴム製手袋等に残存するラテックスタンパク質がアレルゲンとなり，皮膚の痒み，発赤，接触蕁麻疹，全身性のじんま疹，呼吸困難，アナフィラキシー，アナフィラキシーショックなどを呈する．手袋等，装着後数分程度で発症する．アナフィラキシーショックによる死亡例も米国で報告されている．

なおアレルギー性接触皮膚炎とはゴム製手袋に添加される化学物質による遅発型アレルギーで繰り返しの使用による慢性の湿疹である．

治療管理は，天然ゴムラテックスを使用している製品としては，医療用等の天然ゴム製手袋，絆創膏，歯科用ラバーダム，ゴム風船，玩具，炊事用手袋，下着のゴム，スポーツ用具，コンドーム等にも含まれているものがある．

医療従事者はじめ繰り返し医療処置を受けている人や天然ゴム製品を使用している人で特にアトピー素因のある人は注意が必要である．

(2) ラテックス・フルーツ症候群

ラテックスアレルギーのある人が，アボガド，栗，バナナ，キウイ，メロン，マンゴ，パイナップル，桃等のフルーツやトマトを食べるとじんま疹，喘鳴，口腔内違和感（口腔アレルギー症候群，OAS），時にはアナフィラキシーを呈する疾患である．ラテックスアレルギーの約50％の人がこの反応を呈するとされている．

果物や野菜に含まれるアレルゲンとラテックスタンパクアレルゲンに対する生体の交差反応による．すなわち両方のアレルゲンが同じようなアミノ酸配列を持っていることにより生体がそれぞれに対してアレルギー反応を呈することによる．

診断には問診がまず重要である．ラテックスアレルギーがあるかどうかを聞く．果物や野菜を摂取した時に口腔内違和感や全身のじんま疹や喘鳴等につき聞く．血中の特異的IgE抗体の測定をするが，食物経口負荷試験は，強い反応が誘発される可能性があり，特にアナフィラキシーショックなどが予測される場合は禁忌である．

治療管理は，天然ゴム製品との接触を避け，また問診等で明らかになったアレルゲンになりうる果実の摂取を避けることが重要である．他の果実について

も症状発現の可能性は否定できないので，むしろ摂取しても症状発現のない果実を摂取することがより現実的である．ただし，これらも1〜2種の果実が摂取過剰になることは避けるべきである．

12.4 加水分解小麦含有石鹸によるアレルギー

加水分解小麦含有石鹸で洗顔などすることによって，小麦アレルゲンが経皮的，経粘膜的に吸収され感作が成立し，その後，同石鹸の使用時に，痒み，眼瞼浮腫，鼻汁，膨疹等の接触じんま疹，即時型アレルギー症状が出現する．あるいは，小麦を経口摂取すると同様の症状のほかアナフィラキシー症状等を呈する疾患である．最近明らかになった．

経皮的，経粘膜的に吸収された加水分解小麦タンパク（グルパール19S）に対するIgE抗体が産生され（感作され），接触蕁麻疹や，これと交差反応を示す小麦そのものを経口的に摂取した時に即時型アレルギー症状が発現する．

治療管理は，今回の石鹸は，すでに発売は中止されているが，食物アレルゲンの経皮感作により，アレルギー症状が発現することが明らかにされた．このようなアレルギー症状の発現について今後も日常生活の中で充分に注意をする必要がある．

12.5 コチニール色素によるアレルギー

このアレルギーは，食物アレルギーではなく食品添加物のアレルギーである．コチニール色素は菓子や飲料や畜産加工品などに色素として使用される．この食品添加物として用いられているコチニール色素を経口摂取することにより感作が成立し，じんま疹，血管性浮腫，消化管症状，呼吸器症状さらにはアナフィラキシー症状を起こす．

コチニール色素によるアレルギーはその他化粧品などにより経皮的にも感作される．

13. 食物アレルギーの治療と社会的対応

食物アレルギーの治療は原因療法としての食事療法と症状出現時の対応（対症療法）の大きく2つに分けられる．

13.1 原因療法としての食事療法

食物アレルギーの治療・予防の成否は，食物アレルギーの的確な診断にかかっている．治療・予防のうち最も基本的でかつ重要なものは除去食療法である．

生体の恒常性の維持，特に小児期は成長・発達の過程の重要な時期であることを考えると，必要かつ十分な栄養素の摂取を念頭に置いて，必要かつ最小限の除去食療法を実施しなければならない．そのためには，個々の患者において食物アレルゲンとして働く食品の種類の的確な診断が必須であり，また，当該食品の調理法の程度も考慮に入れなければならない．例えば，生卵によりアレルギー症状が出現しても，加工食品または熱処理によりその患者にはアレルギー症状が出現しない場合もある．この場合にはもちろん生卵のみが除去食療法の適応の対象となり，加工または熱処理した卵は除去する必要はないし代用食も必要でない．さらに除去食療法を開始しても，3～6ヶ月単位で治療方針を再検討することが必要である．私共の食物アレルギーの治療の目標はその患者に"いかに食べさせないか"ではなく"いかに食べてもらえるか"である．

　加工食品を使用する場合には，"アレルギー物質食品表示"を十分点検する．低アレルゲンミルクなどの低アレルゲン食品は専門医の指導の下で活用すると有用なこともある．薬の中には食品成分を含むものが種々あるので医師から風邪などほかの疾患で処方を受けるときは，処方医はもちろんであるが，患者側も食物アレルギーであり薬にも注意が必要であることをしっかりと伝える．

　保育園，幼稚園，学校での対応はそれぞれの"アレルギー疾患の生活管理指導表"があるのでそれを十分活用して，普段の対応と症状が出現した時の，特に緊急時の対応などについて，保護者（患児），医師，保育園，幼稚園，学校の担当者などの間で十分話し合いをして対策を立てておくことが必須である．

　"いかに食べてもらえるか"の究極は，次に紹介する経口免疫療法を検討することであるが，現時点では，あくまで検討段階であり，時に危険もあるので，まだ，一般診療では行わないように呼びかけている（ガイドライン，日本小児アレルギー学会）．

13.2　出現した症状に対する対症療法

　症状出現時は薬物療法が主体である．症状の程度により，アドレナリン，輸液，ヒスタミン H_1 受容体拮抗薬，ステロイド薬，β_2 刺激薬などを適切に使用する．特にアナフィラキシーの出現時には速やかでかつ適切な対応が必要である．アナフィラキシーショックでは救急医療や，場合により救急蘇生が必要である．

　家庭や保育園や幼稚園や学校でのアナフィラキシーやアナフィラキシーショックではアドレナリン自己注射（エピペン®）が重要である．ただしエピペン®

はあくまで緊急対応であり必ず救急車を呼ぶなど,病院への受診が必要である.エピペン®の使用のタイミングが日本小児アレルギー学会から示されている.

14. 食物アレルギーの予知と予防

　食物アレルギーのハイリスク児のスクリーニングにはアレルギーの家族歴が最も有用とされている.

　予防については,理論的には感作を防ぐことであるが,実際には困難である.ただ,食物アレルギーの発症予防のために妊娠中および授乳中に母親が食物除去を行うことは推奨されず,偏った食生活をしないことが重要である.

　特に成人における経皮感作や経気道感作は極力防ぐ努力は可能である.すなわち,経皮感作を防ぐために,石鹸などの選択をしたり,経気道感作を防ぐためにスギやシラカンバ等の季節には花粉症の予防対策を十分にすることなどは可能である.

15. これからの治療戦略としての経口免疫寛容を誘導する免疫療法の開発
　(治癒を目指して,食べれるようになるために)

　人が種を超えて鶏卵や牛乳など異種のタンパク質を食べても拒絶せず,栄養にできるのは,経口免疫寛容(体が慣れる,耐性獲得)が成立するからである.アレルギーの人ではそれが成立しにくいので症状が出てしまう.それならば積極的に経口免疫寛容を誘導する方法を確立しようというものが免疫療法である.経口免疫寛容の発現機序は種々検討されている.誘導法は大きく二つあるが,①ミルクや鶏卵そのものを少量から開始して増量していく経口免疫療法である.もう一つは,さらに安全性と有効性を獲得するために,②食物抗原ペプチドを改変した食品を使用した方法である.私共はこれを進めている.それは,抗原エピトープを考慮して,改変食品(酵素による方法で安全性が確保されている)を作成して,行うものである.例えば,食物タンパク質(現在は牛乳タンパク質のβ-ラクトグロブリン,カゼインを対象にしている)のT細胞エピトープ(ヒトのT細胞を介して体に免疫寛容を誘導する)を温存して,IgEエピトープ(ヒトのB細胞やIgEを介して体にアナフィラキシーなど即時型の症状を誘発する)を酵素で破壊した食品を作成して安全性を確認して使用するものである.そのために私共は,まずは両タンパク質のT細胞エピトープを何年もかけて研究して

決定した．そして決定したT細胞エピトープの情報をもとにその部位を温存し，IgEエピトープを破壊できるように酵素で処理して食品を作成した．種々の確認検討ののち，現在，臨床治験が進められており良好な結果が得られている．これが，私共が提言している"食べて治す食品"である．さらに現在は既存の食品を使用することを考えており，その食物タンパク質のT細胞エピトープやIgEエピトープを検索している．

16. 食物アレルギーを取り巻く現状

近年，食物アレルギーを持つ小児や成人は増加している．さらに最近は種々の重大な問題が起きており，大きな社会問題になっている．

このような中で，近年のアレルギー学の基礎研究，臨床研究，そしてこれらの研究成果をもとにしたアレルギー診療の進歩は著しい．その中で食物アレルギーに関する進歩も例外ではない．発症機序と病態の解明，診断法とそれに基づく治療管理法，社会的対応など種々の点においてである．特に強調すべきはこれらの点における考え方の進歩である．

これらの中でも3つの画期的な進歩がある．1つ目は発症機序において，食物アレルゲンの生体への侵入，感作は従来の経口（口から）という考えに加えて経皮（皮膚から）や経気道（鼻などから）もありうることが明らかになった点である．2つ目は治療管理における考え方で，従来の食物アレルゲンとして確定した食物は十分に除去するという考えが，除去は必要最小限にとどめ，さらに安全性を担保した上で積極的に食べることができるようにならないかという方向の臨床研究，あくまで研究が大いに検討されている点である．そして3つ目は，社会的な対応の著しい進歩である．

これらの画期的な方向性は，世界の歴史でいえば産業革命やルネサンス，日本の歴史でいえば明治維新にも匹敵すると著者は考えている．この大いなる変革の時代に私達は今その真っ只中にいる．それは，今はその中にいることから実感がないようなことも時にあるかもしれないが，やがて5年後，10年後，20年後，50年後にこの時代を振り返ると食物アレルギーの大変革の時代であったことが認識できると考える．それは，産業革命やルネサンスや明治維新がそうであったように．

■**参考文献**

1) 宇理須厚雄　近藤直実　監修, 食物アレルギー診療ガイドライン 2012（日本小児アレルギー学会), 協和企画, 東京, 2012.
2) Kondo N, Agata H, Fukutomi O, Motoyoshi F, Orii T. Lymphocyte responses to food antigens in patients with atopic dermatitis who are sensitive to food. *J Allergy Clin Immunol.* 1990 ; **86** : 253―260.
3) Kondo N, Fukutomi O, Agata H, Motoyoshi F, Shinoda S, Kobayashi Y, Kuwabara N, Kameyama T, Orii T, The role of T lymphocytes in patients with food-sensitive atopic dermatitis . *J Allergy Clin Immunol.* 1993 ; **91** : 658―668.
4) 近藤直実, こどものアレルギー診療のポイント, 株式会社　診断と治療社. pp1～135, 2012.

（近藤直実）

● 編者紹介

松田友義（まつだ　ともよし）

1949 年	北海道室蘭市に生まれる
1974 年	北海道大学農学部農業経済学科卒業
1984 年	千葉大学園芸学部助手
1984 年	農学博士
1996 年	千葉大学大学院自然科学研究科　助教授
2002 年	千葉大学大学院園芸学研究科　教授

食品の安全と安心 講座 I
―考える材料と見る視点―

2015年2月5日　初版第1刷発行

編著者　松田友義
発行者　夏野雅博
発行所　株式会社　幸書房
〒100-0051　東京都千代田区神田神保町2-7
TEL 03-3512-0165　FAX 03-3512-0166
URL http://www.saiwaishobo.co.jp/

組　版：デジプロ
印　刷：平文社
装　幀：(株)クリエイティブ・コンセプト

Printed in Japan. Copyright Tomoyoshi MATSUDA, 2015
・無断転載を禁じます．
・ JCOPY 〈(社) 出版者著作権管理機構　委託出版物〉
本書の無断複写は著作権法上での例外を除き禁じられています．
複写される場合は，そのつど事前に，(社) 出版者著作権管理機構
（電話 03-3513-6969，FAX 03-3513-6979，e-mail：info@jcopy.or.jp）
の許諾を得てください．

ISBN978-4-7821-0396-8　C3058